乳がん

「手術後」の不安をなくす

新しい生活術

相良病院 院長
がん研有明病院 顧問（元副院長／乳腺センター長）
大野真司 監修

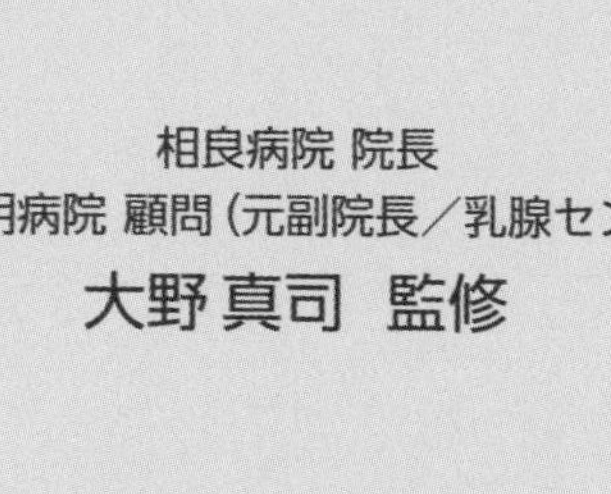

主婦と生活社

はじめに

本書を手にされたあなたは、ご本人あるいは身近な方が乳がんの手術を終えられたばかりか、手術を控えた状況でいらっしゃることでしょう。乳がんとわかってからの日々は、多くの検査と多くの説明、さまざまな選択と決断の連続だったと思います。手術を終えたら、とにかく、ご自身の心と体をいたわり、まずはひと息つきましょう。

これから始まる生活のことを、少し整理しましょう。

乳がんの性質によって異なりますが、手術後は術後治療が始まります。抗がん薬治療は数か月から1年近く、ホルモン療法では5年から10年の長丁場です。

乳がんは、治療後の経過が比較的順調な場合が多く、治療を終えた経過観察中の生活も、ふだんとあまり変わらずに過ごすことができます。とはいえ、乳房を手術した現実や生活、社会活動のことなど患者さんには不安や苦痛が絶えません。

これから先、どういう経過をたどり、どういうことが起きるのか、本当のことは誰にもわかりません。そのなかで、今後は「今一番大切なこと」を優先して生きていくために、家族やパートナーと話し合いながら決めていく必要があります。大切なことの優先順位は、人によって異なるのはもちろん、時間の流れとともに変わっていくでしょう。それは自然なことで、何度でも考え、話し合えばよいと思います。

このように「これからどう生きる」のか意識することを、医学的に「アドバンスケアプランニング」と呼びます。アドバンスケアプランニングには、家族やパートナーの支えが欠かせません。そして支える方もまた、誰かの支えが必要な日がくるかもしれません。ときには思い切り涙を流し、感情を爆発させてもよいでしょう。周囲の人に頼りながら、今後の生活を少しでも明るく過ごしていただきたいと思います。

乳がんについて調べ、すでに膨大な情報に触れている方は、ご自身にとってつらいものが目についたかもしれません。しかし、今後の生活を考えるうえで大きな武器になるのは、正しい知識です。ぜひ正しい情報にアクセスし、理解して実践していってほしいと思います。

本書では術後の治療や生活を中心に、先輩の体験談も踏まえながら紹介しています。情報源のひとつとしてお使いいただき、不安や苦痛が少しでも和らげば幸いです。

相良病院 院長・がん研有明病院 顧問　大野　真司

＼この本を手に取ったあなたへ／

先輩たちからのメッセージ

乳がんの先輩患者さんから、手術を終えたときのことや今の生活について聞きました。
また、本書では、随所に乳がん患者さんたちの体験談を紹介しています。

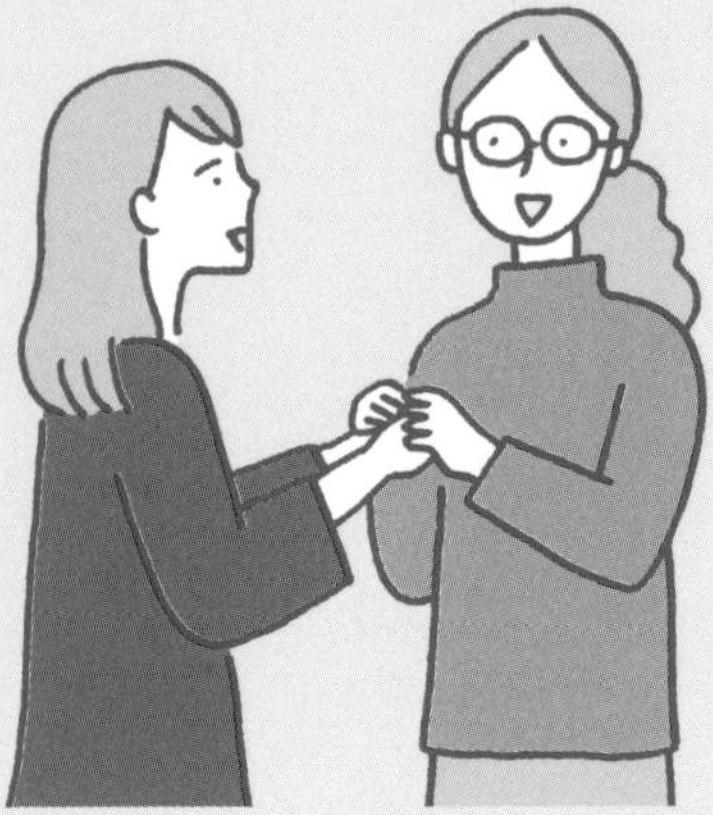

ひとりで向き合おうとしないで

「乳がん患者さんにはたくさんの仲間がいます。どんな悩みでも、ひとりで抱え込まないで、誰かに相談することが大切です。私もたくさんの人に助けられました。助けを求めれば、みんなが助けてくれます!」

（Sさん）

食事や運動など特別なことはしませんでした

「私の場合、食事や運動で気をつけることはとくにないと主治医に言われました。乳がんの原因は誰にもわかりません。だから、食事も運動も、それまでと同じで変えませんでした」

（Nさん）

きっとここまで駆け抜けてきているからひと息ついても

「乳がんと診断されてから手術まで、準備や考えることだらけで、悲しんでいる暇もないくらい怒《ど》涛《とう》の日々でした。まだ治療が続くとしても、ここでひと区切りです。よく頑張った！　と自分をほめて、いたわってあげてください」

（Kさん）

温泉だって楽しめる!

「全摘手術をした後も、大好きな温泉を楽しんでいます。グッズや方法など温泉に入りやすくするための工夫もありますよ」（Mさん）

術後も仕事や趣味を続けられます

「私は治療中も体調のよいときは、趣味のバレーボールをしていました。たくさんの乳がん患者さんが、仕事や趣味を続けていますよ」（Tさん）

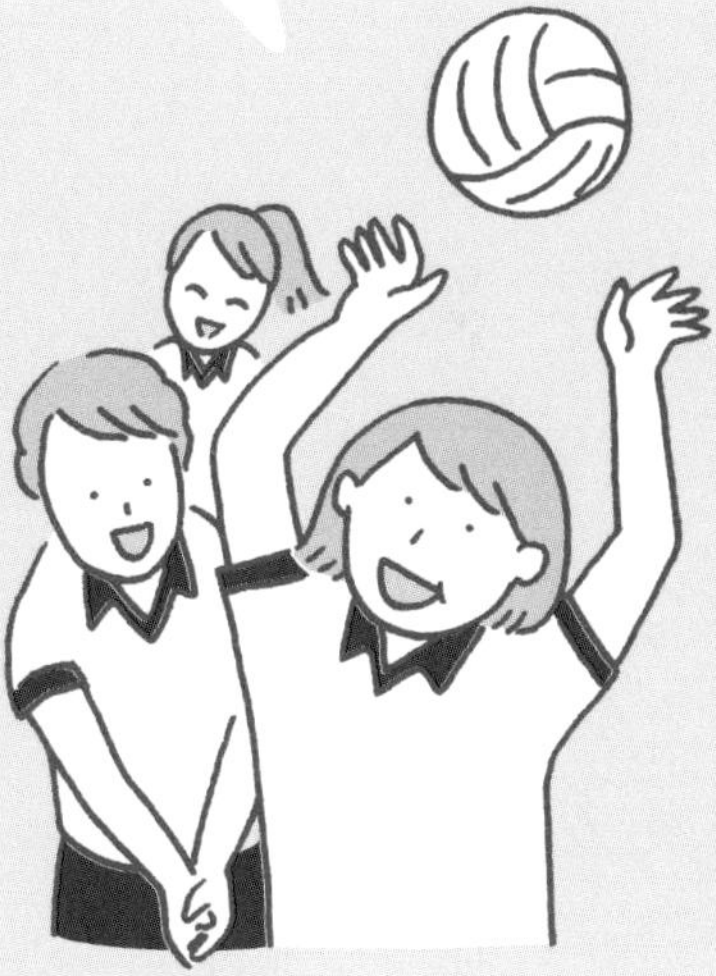

術後の治療も再建も自分が納得して進むことが大切です

「手術後もいろいろな場面で選択することがあります。そのたびに自分が納得してから進むことが大切です。そうすることで、後悔が少なくなると思います」（Yさん）

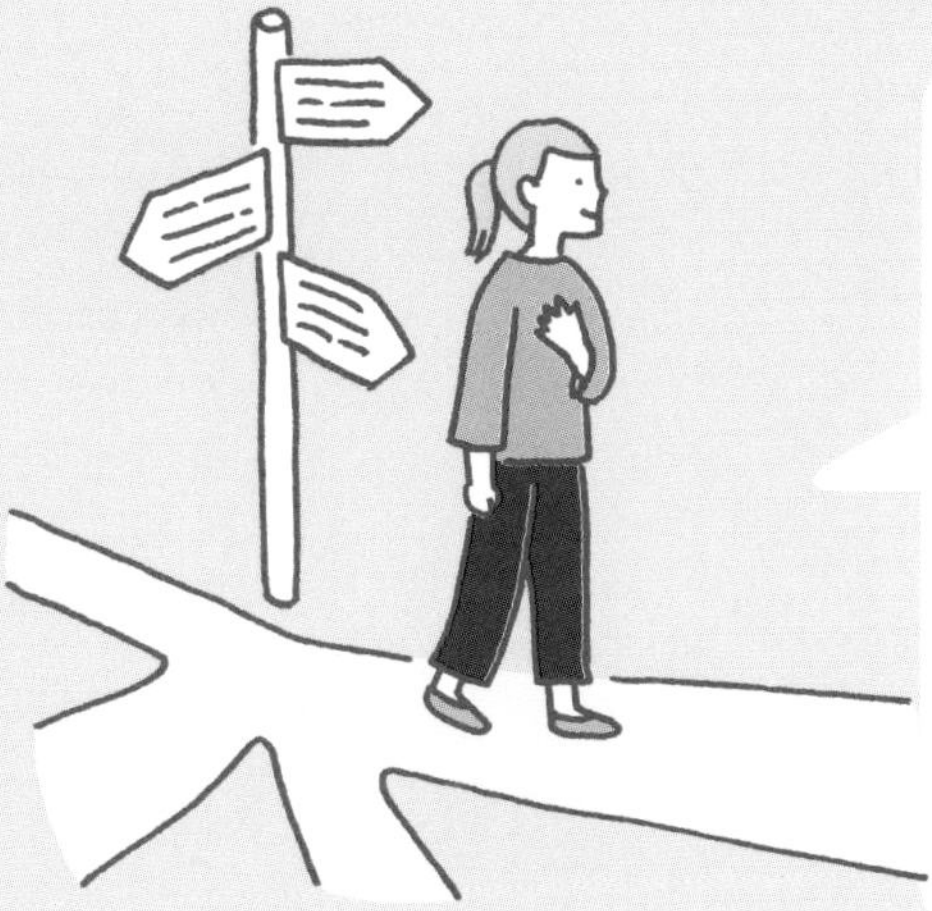

自分と向き合って生き方を修正する機会だったと思います

「家庭と仕事に追われているなか、乳がんに罹患《りかん》し『なぜ私が』と思いました。しかし、自分の人生を見直すことができて、本当に大切なものだけを選び取った人生になったと思います」（Iさん）

＼ 乳がん手術後のあなたへ ／

サポートグッズも活用して “自分らしい生活”を大切に！

乳がんでは、手術後の生活にほとんど制限はありません。
多くの患者さんが“QOL（生活の質）”を維持しています。サポートグッズも活用して、自分らしく過ごすことができます。

食事

お酒も飲める！

食べたらいけないものはない

手術後やその後の治療中も、食事制限や特別に食べるべきものはない。ただし、肥満には注意が必要。

➡P136〜

運動

再発しにくくなる!?

体力が回復すればスポーツもOK

術後、運動にとくに制限はない。運動で再発リスクが下がる可能性も。少しずつ体を動かしていき体力を戻していこう。

➡P130〜

趣味・仕事

復職支援も！

治療中でも続けられる

乳がんの手術後の治療は、基本的に通院で受ける。多くの患者さんが、治療と社会生活を両立している。

➡P122〜

性生活

相談先もある！

セックスをしても大丈夫！

治療中や治療後にセックスをしても、再発リスクを高めることはない。妊娠・出産を考えている場合は医師に相談を。

➡P108〜

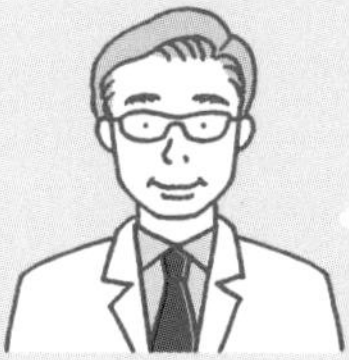

乳がん患者さんをサポートするグッズはたくさんあります。また、グッズ以外にも、さまざまな分野の取り組みがQOLの向上を支援しています。

温存も全摘も！

ブラジャー&パッド

種類が豊富なので、どんな乳房の状態でも組み合わせることによって補正できる。

➡P80～

安全性が高まった

乳房&乳首再建術

手術によって乳房や乳輪・乳頭を再建できる。研究や社会制度が進んで、以前よりも受けやすくなった。

➡P84～

手術不要

着脱式乳房・乳首

貼りつけて使うもの。とてもリアルで、貼りつけたまま温泉やプールに入ることもできる。

➡P90～

安いものでも OK

ウィッグ

抗がん薬治療の副作用で脱毛したときに便利。安価でよいものが増えてきている。

➡P95～

専用の商品も

メイク用品

治療の副作用で起こる、眉毛やまつ毛の脱毛や顔などの色素沈着をカバーできる。

➡P104～

経済的にサポート

助成金制度

治療費以外の費用も助成金制度が広まり、サポートを受けやすくなっている。

➡P112～

体の負担を軽く

個別化医療

医学の進歩で、治療が個別化し、不要な治療が減り、体の負担が減ってきている。

➡P162～

研究・開発が進む

副作用を軽くする薬・処置

吐き気止めの薬や脱毛を防ぐための頭皮冷却など、副作用を軽くするための研究が進んでいる。

➡P97

＼ひとりで悩まないで！／

たくさんの心強い味方を頼ろう

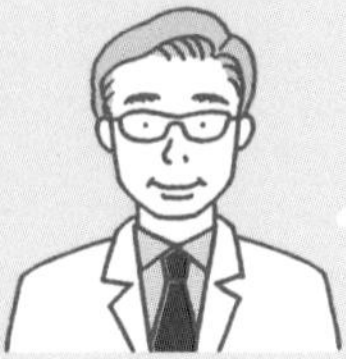

あなたの味方はたくさんいます。いつでも、何でも、安心して相談してください。

あらゆる専門家が
あなたを支える

医療スタッフ

医師、看護師、薬剤師、心理士、理学療法士、ソーシャルワーカーなど、さまざまな分野の専門家があなたをサポートする。治療のことはもちろん、それ以外のことでも相談してみよう。 ➡P58～

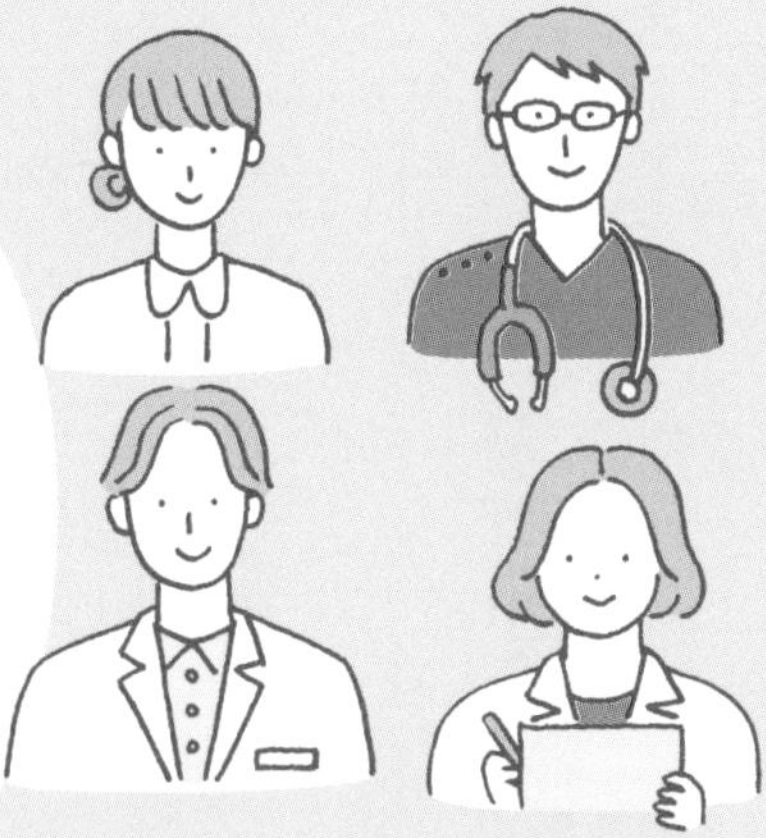

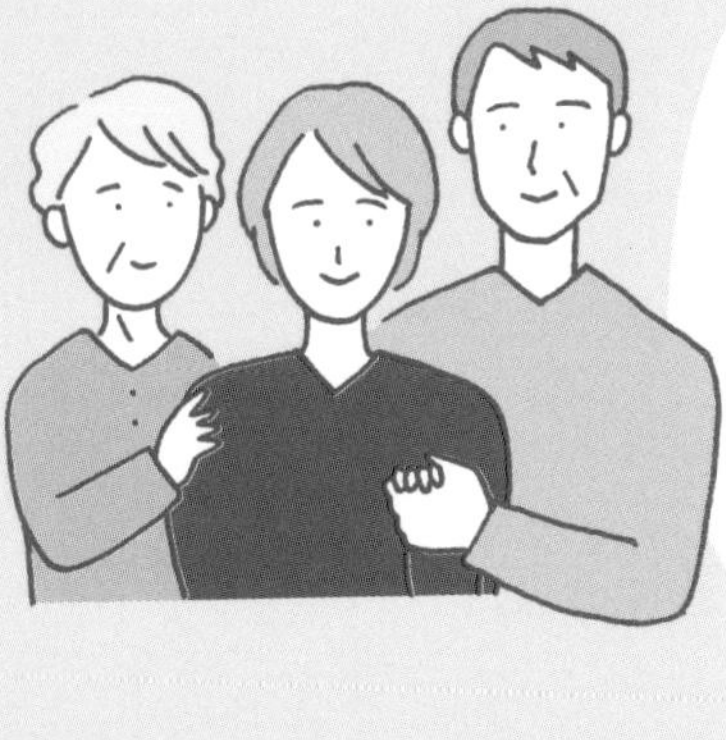

一番身近な相談先

家族や友人、周りの人

不安な気持ちを相談しよう。何か助けてほしいことがあれば、具体的に伝えるとよい。お互いに不安なことがある場合、一緒に医療スタッフなどに相談へ行くこともできる。

患者さんと話ができる

患者会・SNS

患者会やSNSを通じて、患者さんの体験談や考え方などを聞くことができる。さまざまな特徴があるので、自分に合いそうなものをネットで探してみよう。

➡P66～

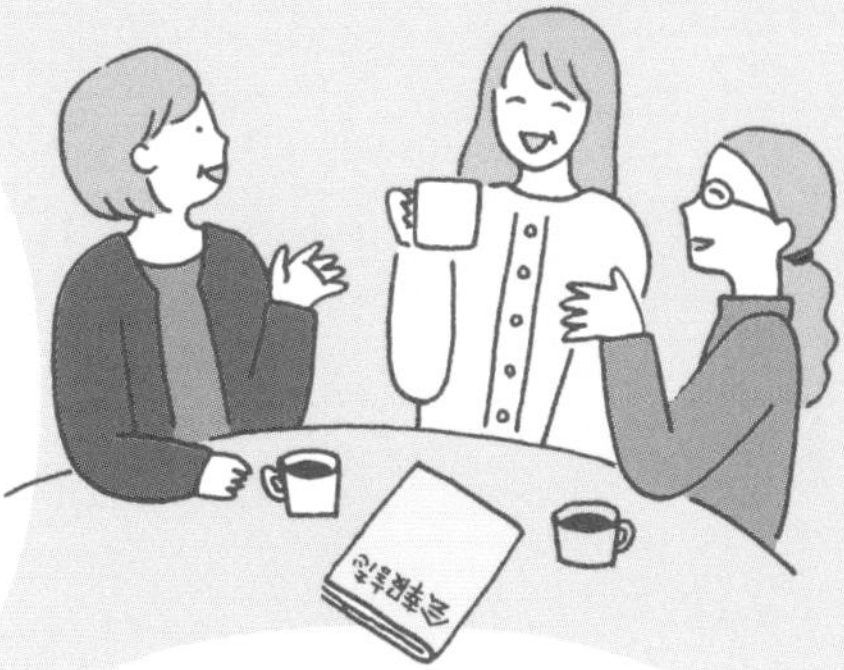

何でも相談できる

がん相談支援センター

治療やお金、心の悩みなど、何でも相談できる。がん診療連携拠点病院などに設置されており、誰でも無料で相談できる。

➡P168～

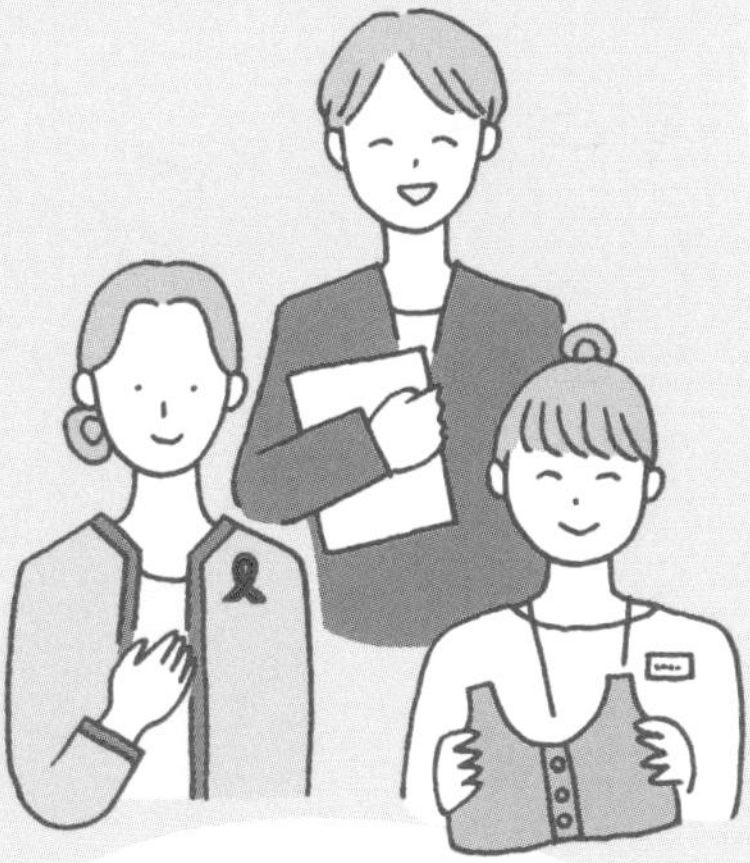

悩み別で相談できる

NPOなどの支援団体

お金や仕事、心の問題など特定の悩みに特化した団体や乳がん全般を支援する団体などさまざまな団体がある。

➡P166～

グッズがほしいとき相談できる

サポートグッズの専門店

商品選びのアドバイスなどを聞くことができる。サポートグッズを取り扱う店舗のスタッフやオンラインサイトの問い合わせから相談できる。

➡P80～

▶▶ 詳しい情報・問い合わせ先はP166～169で紹介しています。

～乳がん患者さん 3つの心得～

これからの生活を自分らしく過ごしていくために、
次の3つを心得ておきましょう。

1 自分が受ける治療について正しく知る

- ✓ 治療の効果は？
- ✓ 副作用・後遺症は？
- ✓ 期間や費用は？

乳がんは治療期間が長くなることが多い。つき合っていくために、自分が受ける治療が決まったら、効果や副作用などについて正しく知ろう。知識があれば、治療や生活への不安も和らぐ。また、相談するときも理解しやすくなる。

2 外見の変化をケアする方法はたくさんある

- 下着
- 手術
- ウィッグ
- メイク

など

治療によって起こる外見の変化や不便さは、外見のケア（アピアランスケア）で対処することができる。必要になったときのために、いろいろなアイテムや方法があることを知っておこう。

3 新しい生活スタイルを目指す

治療によって体や心に変化が起こる。もとの生活に戻そうとするのではなく、新しい生活を築くことを目指そう。本書で紹介している対処法を参考に、今の自分に必要なことを選んで新しい生活スタイルをつくっていこう。

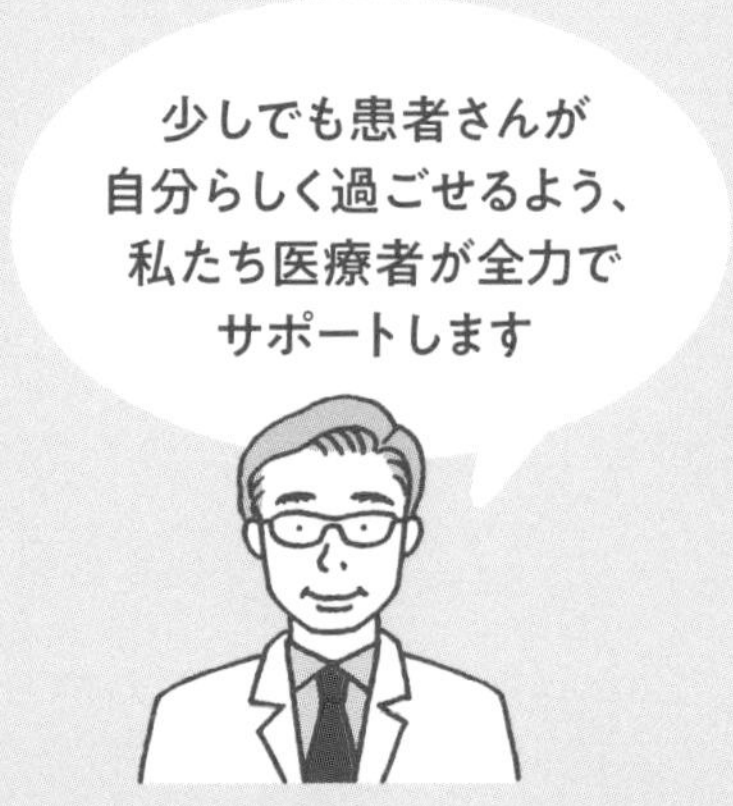

『乳がん「手術後」の不安をなくす 新しい生活術』 もくじ

第1章 乳がんの“痛み”と手術後の治療を知る

第2章 自分の気持ちを話せる場所をもとう

第3章 外見の変化による苦痛を軽減する「アピアランスケア」

第1章

乳がんの〝痛み〟と手術後の治療を知る

手術後の治療の流れを知ろう

乳がんの治療の流れ

❶ 手術

↓

❷ 手術後の病理検査

わかること **がんの進行度**

がんの大きさや転移・浸《しん》潤《じゅん》の有無（→P149）を調べる。検査結果から最終的な病期（ステージ）（→P150）を決める。

わかること **がんの性質**

顕微鏡検査や遺伝子検査で、がんの悪性度（顔つき）や増殖の速さ、サブタイプ（→P150）を調べる。治療法の選択に役立つ。

↓ 7~10日後

❸ 退院

手術後、ドレーンから排出される滲出液が50mL以下になったら退院。

ドレーンが抜けたら退院する

乳がんの手術における入院日数は、平均して7〜10日です。受けた手術が**乳房部分切除(乳房温存)**か**乳房全切除**か、手術前の検査や手術中の検査（センチネルリンパ節生検）でリンパ節に転移があり、**腋窩《えきか》リンパ節郭清《かくせい》**（乳がんが転移する可能性が高いリンパ節の切除）を行ったかどうかによって、入院期間は異なります。

　入院中、傷口にはドレーンという管を設置し、リンパ液や血液な

妊娠や遺伝子検査についても考慮する

❹ 病理の確定

3～6週間後

❺ それぞれに合わせた術後治療の選択

薬物療法

再発予防に有効な全身治療。薬物療法には、ホルモン療法、抗がん薬、分子標的薬があり、病理検査の結果によって治療法を決める。

放射線療法

胸やわきのリンパ節など、がんが残っている疑いがある部分に放射線を当てる局所治療。部分切除術をした場合は、必ず行う。

追加手術

病理検査の結果、リンパ節転移が認められた場合やがんが取りきれていないと判断された場合は、追加手術でがんを切除する。

❻ 通院治療

手術後の放射線療法と薬物療法は、基本的に通院で行う。

❼ 経過観察・定期検診

治療後は、定期検診と年に1回のマンモグラフィを受ける。

どの滲出《しんしゅつ》液が患部にたまらないように排出します。滲出液が落ち着き、ドレーンが抜ければ退院できます。

手術直後の安静期間が終わると、入院中から飲食、シャワーが徐々に可能になります。入浴時期についても、入院中に医師に確認しましょう。

手術後2週間は安静に

退院後、日常生活でしてはいけないことはありません。ただし、傷口のある側の腕や肩は動かしづらく、術後2週間程度は免疫力や体力が落ちているため、安静に過ごしてください。また、運動は1～2か月程度控えます。仕事は体と心が落ち着いたら、周囲と復帰時

サブタイプごとの再発リスク

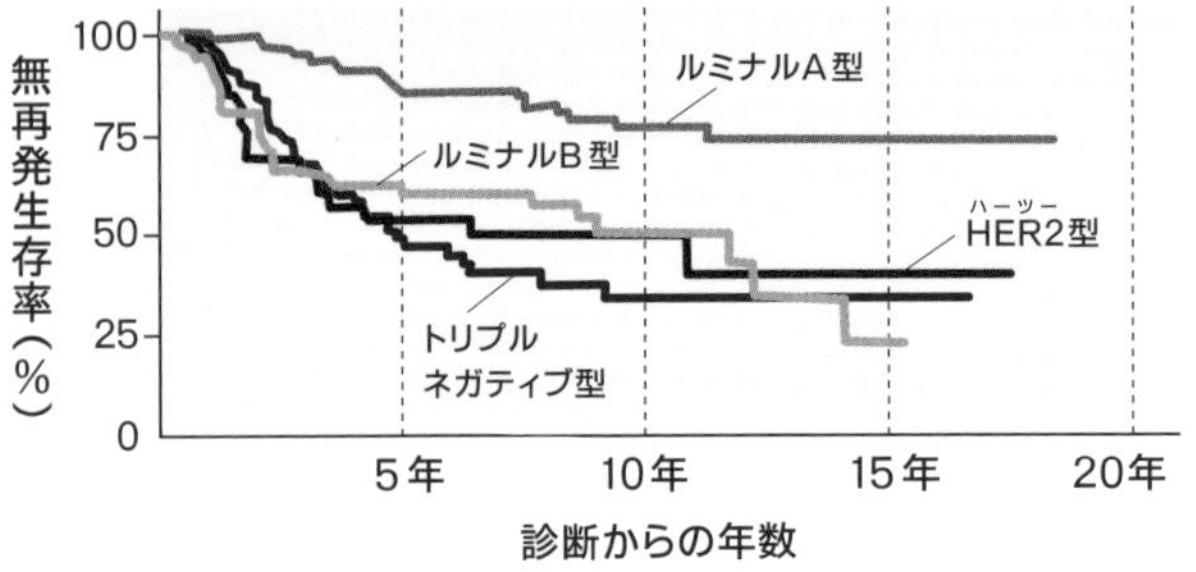

乳がんは十数年後に再発することもある。再発リスクはサブタイプのほか、病期などによっても異なる。

Jatoi I et.al JCO 2011

期を相談しましょう。

一方、腋窩《えきか》リンパ節を郭清《かくせい》した後はむくみが起こりやすくなります。リンパ浮腫《ふしゅ》を予防するために、手術の翌日から1週間以内にリハビリを始めます（→P46〜）。

最終的な病期とサブタイプがわかる

乳がんには、病気の進行や範囲の広さによる**病期**（ステージ）のほかに、がん細胞のタイプによる5つの**サブタイプ**という分類があります（→P150）。

手術前に行った検査には、穿刺《せんし》吸引で取った細胞や乳頭分泌物を調べる**細胞診**や、太い注射針で取った組織を調べる**針生検**がありました。しかし、これらの検査ではがんの全貌を観察しきれません。

そのため、手術で摘出したがん細胞組織で病理検査を行い、最終的な病期やサブタイプを見極めます。

術後治療の目的は再発を防ぐこと

術後治療は、術後の病理検査の結果をもとに行います。微小ながん細胞を根絶し、乳がんの再発予防を目指します。

結果が出るまでには3〜6週間程度かかり、術前の診断とは異なる結果が出る場合もあります。最初に計画されていた術後治療が変更される可能性もあり、患者さんは不安に感じるかもしれません。しかし、現在はがんの状態、タイプによって行える治療が確立されてきており、より具体的に、一人ひとりの状況に合った治療を選択できます。

術後治療の前に妊娠・遺伝性を考える

ホルモン療法と抗がん薬治療は、妊娠・出産に影響があります（↓P50～）。妊娠・出産を希望する場合は、術後治療を開始する前に、治療法や治療の時期について主治医と相談しましょう。**卵子や受精卵凍結などによって妊娠する力（妊《にん》孕《よう》性）を温存する方法もあります**（↓P52）。

一方、血縁に乳がんの患者さんが多い場合や若年性乳がんの場合などでは、**遺伝性乳がん**の可能性が高いといわれています。その原因として「BRCA遺伝子の変異」が知られています（↓P39）。

遺伝性乳がんと診断されると、両側性の乳がんや卵巣がんを発症する可能性が高くなります。そのため、発症する前から予防的に反対側の乳房や卵巣を切除することも検討します。術後の薬物治療では、分子標的薬のひとつであるP《パ》A《ー》R《プ》P阻害薬を用います（↓P39）。

術後は基本的に通院治療

最近の術後治療では、放射線療法、薬物療法、いずれも通院治療が可能で、入院治療を行うことは少なくなっています。

そのため、日常生活はもちろん、仕事と治療を両立する人が増えています。手術後の通院は抗がん薬で3～6か月、ホルモン療法で5～10年間続きます。治療終了後も年に数回の定期検診が必要です。

先生、教えて Q&A

遺伝性乳がんかどうか調べたほうがいいですか？

一定の条件を満たせば**BRCA遺伝子検査**が保険適用で受けられます。BRCAが陽性*であれば遺伝性乳がんと診断され、治療の選択肢が増えたり血縁者の早期発見につながったりします。

なお、陽性だった場合、未発症の血縁者にも大きく関わります。検査前に必ず遺伝性の病気専門のカウンセリングを受け、検査を受けるかどうかは、慎重に判断しましょう。

＊ここでは、BRCA遺伝子に異常があり、病的バリアントをもつ（病的変化がある）と診断された場合のこと。

痛みや不安は軽減できる

乳がんの〝痛み〟には さまざまなものがある

今のあなたは、がんそのものの痛みや手術・治療による体の痛み、不安からくる心の痛み、これからの生活や仕事に関わる経済・社会的な痛みなど、さまざまな痛みを抱えた状態です。そして、ほとんどの患者さんが、価値観の変化や悩みからくるスピリチュアル的な痛みも抱えています。

これらすべての痛み（**トータルペイン**）はあなただけの悩みではなく、あなたのせいで起きたものでもありません。

痛みや不安は がまんせず伝える

痛みや不安は、伝わるまで誰かに伝えることを心がけてください。ときには涙を見せてもいいのです。家族や友人、医療機関や相談窓口を利用してください。

乳がん患者さんの約４人に１人は、一時的に適応障害やうつ状態になるといわれています。そのとき頼りになるのは、会話と周りの人の支えです。自分のＱＯＬ（生活の質）を第一に考えましょう。

理解、納得することで 不安は和らぐ

治療に対する不安は、「漠然としている」「それでいいのかわからない」ことにあるのかもしれません。薬の効果や副作用、病気そのものについてなど、疑問があれば質問し、必ず自分が納得してから先に進むようにしましょう。

あるいは頭ではわかっていても「急に言われても追いつかない」ことがあるかもしれません。心が納得するまで会話を重ねると、不安が和らぐことでしょう。

乳がんのトータルペイン

身体的な痛み

がんによる体の痛みや手術の傷あとの痛み、治療の副作用など、乳がんによる肉体的な痛み。医療者に相談したり、緩和ケアを利用して痛みに対処する（→P58～）。

心の痛み

乳房を失った喪失感や治療などによる精神的な痛み。不安、恐怖、怒りや孤独感など、感じる痛みはさまざま。アピアランスケア（→P74～）で対処できる場合もある。

社会的な痛み

周りの人との接し方など人間関係の悩み、仕事や経済的な問題によって生じる痛みのこと。相談窓口や助成金など支援制度を利用できないか検討してみよう（→P118～）。

スピリチュアルペイン

死への恐怖や生きる意味などの悩み、価値観の変化などによる心の痛みのこと。痛みを緩和するため、医療者に相談したりカウンセリングを受けたりしても（→P64～）。

先輩たちの体験談

納得してから治療に進んだことで不安が軽くなりました。

手術後の検査結果から医師に抗がん薬治療をすすめられたとき、どうしてもその場で返事ができませんでした。「再発リスクの高い乳がんで、抗がん薬を使えば再発リスクがぐんと下がる」ということを受け入れて、自分自身を納得させるのに結局、2週間近くかかりました。

今振り返ると、悩み抜いた時間はとても大切な時間でした。一度受け入れたあとは不安も薄れ、恐怖だった脱毛も、「こんな風に抜けるんだ」と観察する余裕さえありました。

放射線療法——効果と副作用への対処法

そもそも放射線って何？

放射線は、自然界にいくつもの種類が存在し、ふだんの生活でも微量の放射線を浴びています。放射線はさえぎられることなく物体を通過し、**体を透過する際には、細胞に影響を与え、がん細胞は増殖を止めて死滅します。**放射線療法では、この特徴を活かして、患部に照射して治療します。

放射線の照射は、正常な細胞にも影響があります。正常な細胞へのダメージを最小限にするため、事前に綿密に計画し、安全に行われます。

乳がんの再発防止に効果的

放射線療法の目的は、乳がんの再発防止です。

乳房部分切除術後、病理検査でがん細胞が見つからなかった患者さんに対して放射線治療を行うと、**再発リスクが3分の1に減ることが**わかっています。また、非浸潤《しんじゅん》性（→P149）乳管がんで乳房部分切除術を行った場合も、再発リスクが低下します。

腋《えき》窩《か》リンパ節転移や、5cm以上の大きなしこりがあった場合は、手術した側の胸壁やその周囲のリンパ節などへの再発（→P156〜）リスクが高いため、薬物療法に加えて、放射線療法がすすめられます。

抗がん薬治療と放射線療法の2つが選択肢にあるときは、副作用や生活への影響を踏まえて治療の順番や開始時期をよく医師と相談しましょう。

乳房全切除術の場合で、しこりが小さいときやリンパ節への転移がないときには、放射線照射のメリットはあまりありません。

副作用の多くは肌トラブル

放射線治療の副作用の多くは、照射箇所の肌トラブルです。日焼けややけどのような赤み、ケロイド状の炎症などが現れ、多くは2週間程度で自然に治ります。**痛みやかゆみのケアには処方された塗り薬を用います。**自己判断で市販薬やクリームを使用するのはやめましょう。また、皮膚を強くこする、絆創膏《ばんそうこう》を貼るなど、刺激になる行動も控えます。

そのほか、だるさ（倦怠感《けんたいかん》）を感じる患者さんも多く見られます。

放射線療法では、半年から数年後に起こる副作用（晩期副作用）として肺炎や乳房が縮むなどがあります。ごくまれに「二次がん（治療が原因で発生するほかのがん）」の発生があるため、定期的な検診を欠かさず、異常があればすぐ医師に相談しましょう。

放射線は基本的に毎日通院する

術後の抗がん薬治療を行わない場合、放射線療法は再発防止の観点から、手術後20週以内に開始することがすすめられます。照射自体は1回あたり1～3分間程度ですが、4～6週間毎日（週5回）通院して治療を行います。放射線の線量は、1回あたりの線量×回数で求められ、総線量46～50グレイが一般的です。

手術した側の乳房、胸壁、リンパ節のある鎖骨上部などに照射します。**正確に照射するために、皮膚に直接マーキングをします。**下着や衣類への色移りが心配されるので、汚れてもよい下着を着ていきます。入院用に購入した下着を使う患者さんが多いようです。

先輩たちの体験談

仕事をしながら通院していました。

手術の傷口が治ってから放射線治療を始めました。最初の1週間は休暇を取りましたが、その後は半休制度を活用して午前は仕事、午後は通院にしました。通院には、着脱しやすいラフな服装がおすすめです。

ホルモン療法――効果と副作用への対処法

「ホルモン受容体陽性」の乳がんに効果的

エストロゲンは、思春期から分泌され始める、女性の発育や生殖準備に欠かせないホルモンです。一方、乳がんの発生リスクを高めることも知られています。

がん細胞のなかにはエストロゲンを取り込む鍵（受容体、レセプター）を持ち、いわばエストロゲンをエサにしてがん細胞を増殖させるタイプがあります。乳がんの7〜8割が、この**ホルモン受容体陽性**の乳がんです。

陽性の場合、再発リスクを半分にできる

女性ホルモンには、エストロゲンのほかに**プロゲステロン**もあります。ホルモン受容体陽性の乳がんでは、これらのホルモンとがん細胞の結びつきを断つホルモン療法を行います。これにより、がんの再発が起こる可能性を約50％減らす効果があります。

一方、エストロゲンを取り込む能力のない**ホルモン受容体陰性**の乳がんでは、ほかの薬物療法による治療を選択します。

薬は作用によって3つのタイプがある

ホルモン療法で使われる薬にはおもに、①エストロゲンをつくらなくする薬、②別のホルモンがエストロゲンになるのを防ぐ薬、③エストロゲンとがん細胞の受容体の結びつきをじゃまする薬があります（↓左図）。

エストロゲンは中年期以降減少し、閉経後はほとんど分泌されなくなります。そのため、このサイクルに合わせて閉経前と閉経後では異なる作用の薬が選択されます。

ホルモン療法は、月経の有無で薬を使い分ける

●閉経前の場合

①LH-RHアゴニスト製剤

・ゴセレリン（ゾラデックス）
・リュープロレリン（リュープリン）

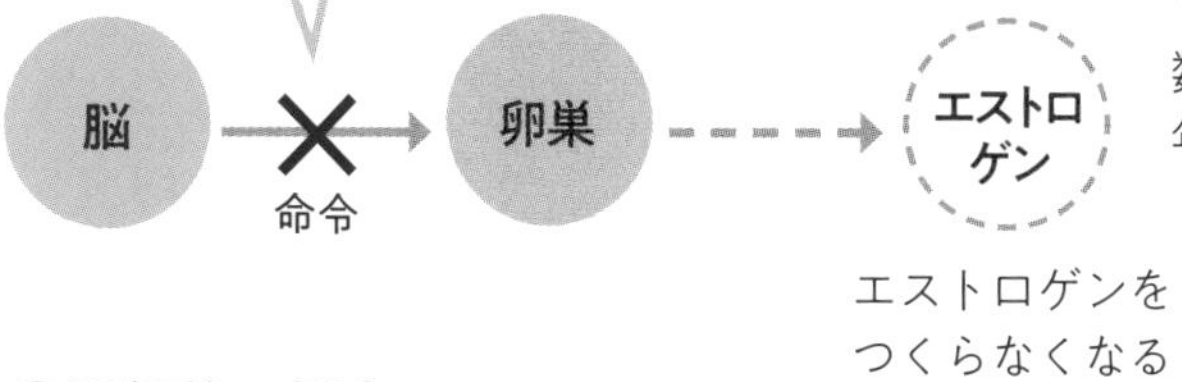

脳から卵巣に送られる命令を阻害して、卵巣でエストロゲンをつくらないようにする。皮下注射で、数か月ごとに2～5年間投与する。

●閉経後の場合

②アロマターゼ阻害薬

・アナストロゾール（アリミデックス）
・レトロゾール（フェマーラ）
・エキセメスタン（アロマシン）

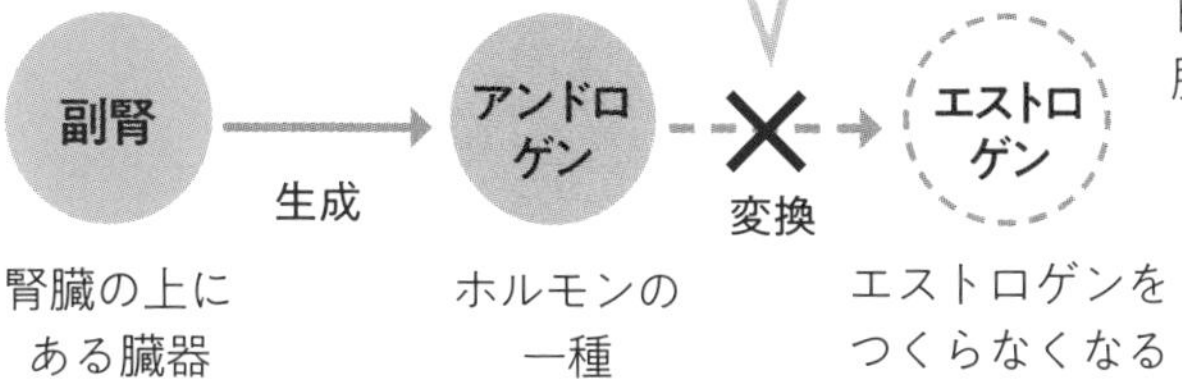

アンドロゲンをエストロゲンに変換する「アロマターゼ」という酵素の働きを阻害する。内服薬で1日1回、5～10年間服薬する。

＼ どちらの場合にも使える薬 ／

③抗エストロゲン薬

・タモキシフェン（ノルバデックス）
・トレミフェン（フェアストン）

エストロゲンの代わりにがん細胞と結合して、エストロゲンががん細胞と結合しないようにする。内服薬で1日1回、5～10年間服薬する。

※（　）内は商品名

2~10年間治療が続く

ホルモン療法は、基本的に長期間続けます。LH-RHアゴニスト製剤を用いる場合、1~6か月に1回の皮下注射を2~5年間続けます。また、アロマターゼ阻害薬やタモキシフェンなどを用いる場合、約5年間服用の後、薬のメリットがデメリットに勝る場合には、再発予防のため10年間まで延長することもあります。

ホルモン療法中は生理が止まったり、胎児への悪影響が大きいため妊娠できません。（→P51）。

おもな副作用はホットフラッシュ

ホルモン療法のすべての薬に共通した副作用に「ホットフラッシュ」があり、**およそ50%の患者さんに現れます。**

ホットフラッシュは更年期障害でも見られ、エストロゲンの減少によって体温調節の仕組みが乱れるために起こります。代表的な症状に「急激に顔が熱くなる」「ほてりやのぼせが続く」「汗が止まらない」などがあります。このほか、イライラ、不安、気分の落ち込みといったメンタル面の変化も現れます。

とくにホルモン療法を開始した直後に起こりやすいのですが、数か月程度で軽くなることが多いようです。ただし、一般的には、更年期であればエストロゲン補充療法によって症状を緩和できますが、ホルモン療法の患者さんでは、再発を増加させる可能性があります。そのため、ホルモン治療薬の変更を検討します。

保険適用外ですが、抗うつ薬や抗てんかん薬で症状を緩和することもできます。日常生活に支障が出るほど症状が重いときは、主治医に相談しましょう。

先輩たちの体験談

保冷剤を持ち歩いていました。

ホットフラッシュ対策に、保冷剤をハンカチに包んで持ち歩いていました。こめかみや耳の下に当てて冷やしたり、かゆいところを冷やせば治まるので重宝します。

そのほかの副作用と対処法

●生殖器の異常

性器からの不正出血、おりものの増加、腟《ちつ》のかゆみ、乾燥などの異常があれば、婦人科を受診しましょう。また、閉経後、タモキシフェンでは子宮体がんの発生リスクがわずかに上昇しますが、このリスクよりも乳がんの再発予防効果のほうが大きいとされています。

●体重の増加

タモキシフェンでは体重増加が起こりやすくなります。また、血液がかたまりやすくなり、ごくわずかに血栓ができる可能性があります。こまめに水分をとり、長時間同じ体勢をとらないようにしましょう。

LH-RHアゴニスト製剤やアロマターゼ阻害薬では、血中脂質が増えやすくなります。適度な運動とバランスのよい食事を心がけましょう。

●骨密度の低下

LH-RHアゴニスト製剤やアロマターゼ阻害薬では骨密度が低下するため、骨《こつ》粗《そ》鬆症《しょうしょう》や骨折に注意し、カルシウムやビタミンDを含む食品を積極的にとりましょう。反対にタモキシフェンでは、骨を丈夫にする作用があります。

●関節痛

アロマターゼ阻害薬では関節の痛みやこわばりが現れることがあります。温めたり動かしたりすると症状が和らぐことがありますが、無理せず、痛み止めが必要な場合は医師に相談しましょう。

先生、教えて
Q&A

薬をのみ忘れたときはどうしたらいいですか？

ホルモン療法では、原則毎日同じ時間に服用します。のみ忘れに気づいたのが当日なら、その時点で1回分をのみ、次回分からペースを戻します。1日以上経っていたら1回分はパスします。「まとめてのむ」ことは決してしないでください。

のみ忘れ防止には、薬の置き場所、スマホのアラームなどの工夫や、時間を再考してみるのもよいかもしれません。

抗がん薬――効果と副作用への対処法

がん細胞を攻撃して再発を防ぐ

　手術前の抗がん薬治療には、進行がんを小さくする目的があります。一方、手術後では、**目に見えない微小ながん細胞を攻撃して再発を抑えるために**、抗がん薬治療を行います。

　手術後の抗がん薬治療は、およそ1か月後から開始され、ホルモン療法や放射線療法、分子標的薬治療に追加されることもあります。

　抗がん薬は正常な細胞にも影響するため、深刻な副作用や合併症に対する注意が必要です。

抗がん薬は多くのサブタイプで効果的

　近年は新薬の開発が進み、さまざまな病期とサブタイプによって薬の選択肢が増えています。

　がん細胞の増殖が早いタイプや、**ホルモン受容体陰性**でホルモン療法の効果が期待できないタイプ、リンパ節への転移がある場合では、がんの進行や転移を抑え、再発を予防するために抗がん薬が効果的です。

　ただし、タイプによっては抗がん薬治療が合わないこともあります。

治療の選択を助けるオンコタイプＤＸ《ディーエックス》

　オンコタイプＤＸは、複数の遺伝子の働きを評価する遺伝子検査の「多遺伝子アッセイ」のひとつです。その有効性から**保険適用になりました**。

　検査では、手術で切除したがん組織を使います。がんの再発に関わる21種類の遺伝子を調べて再発リスクを「低」「中」「高」で評価します。

抗がん薬のおもな種類

アンスラサイクリン系抗がん薬の治療

AC《エーシー》療法

・ドキソルビシン（アドリアシン）
・シクロホスファミド（エンドキサン）

EC《イーシー》療法

・エピルビシン（ファルモルビシン）
・シクロホスファミド（エンドキサン）

など

乳がんの治療で中心的に使用される抗がん薬。がん細胞のDNAを直接的に攻撃する。

タキサン系抗がん薬の治療

TC《ティーシー》療法

・ドセタキセル（タキソテール）
・シクロホスファミド（エンドキサン）

毎週パクリタキセル

・パクリタキセル（タキソール）

など

アンスラサイクリン系抗がん薬と同様に、乳がん治療で中心的に使用される抗がん薬。がん細胞の分裂を阻害して、増殖を防ぐ。

※（　）内は商品名

検査の結果、再発リスクが低ければ、過剰な抗がん薬治療を受ける必要はありません。患者さんの負担も減るなど、治療方針の手助けとなることが期待されます。

薬を組み合わせることで効果が大きくなる

抗がん薬治療には、単独で使用する方法と、ＡＣ療法やＴＣ療法のように複数の抗がん薬を組み合わせる方法があります（↓上図）。

作用が異なる抗がん薬を組み合わせることで、がん細胞に対する効果が大きくなることがわかっています。

治療の種類は、薬の頭文字をとって、Ａ（アドリアシン）Ｃ（シクロホスファミド）療法のように表現します。また、薬の量は、患

［ おもな副作用と、副作用が現れる時期の目安 ］

投薬の直後~数日後

吐き気・嘔吐、食欲の低下、血圧の低下、アレルギー反応、便秘、全身のだるさ、関節痛・筋肉痛 など

多くは数日のうちに治まる。心臓がドキドキしたり、息苦しくなったりしたらすぐ主治医に伝える。

1週間後

食欲の低下、口内炎、下痢、全身のだるさ など

下痢が続く場合は、脱水や栄養失調の危険があるので、下痢止め薬などで対処する（→P35）。

者さんの体格などによって決められます。

月に1回程度 合計4~6回投与する

抗がん薬は基本的に3~4週間に1回投与します。投与する日と次回の投与日までの休薬期間を合わせて、**1クール（サイクル）**と呼びます。薬の種類によりますが、4~6クール、通院による点滴投与が基本です。医療機関によっては、1クール目は入院で行い、様子をみることもあります。

抗がん薬の副作用には波があります。重い副作用があるときは、いつでも医師に相談しましょう。場合によっては薬量の調整や治療の中断も検討されます。

最近は内服するタイプの抗がん薬S-1（ティーエスワン）が登場しています。**ホルモン受容体陽性でHER2《ハーツー》陰性**の患者さんに限られますが、S-1では、脱毛の頻度が比較的少ないとされています。

先生、教えて
Q&A

副作用が少ないと治療の効果が低いですか？

副作用には個人差があり、治療効果の高低とは関係ありません。また、つらいと感じる基準も人それぞれ異なります。

いつどんな副作用が現れるかを知り、心構えをしておくとよいでしょう。

2週間後

脱毛が始まる、味覚障害、皮膚の異常（色素沈着・乾燥など）、感染症の危険が高まる（骨髄抑制）、肝機能・腎機能・心機能の障害 など

発熱があるときは、感染症の危険があるのですぐ主治医に伝える。

3週間以降

手足のしびれや痛み・感覚の変化、爪が割れる・黒くなる、閉経状態になる など

これらの副作用は、数か月後に現れることもある。

※すべての副作用が現れるわけではない。また、副作用の時期は前後したり、クールごとに異なる副作用が現れることもある。

アピアランスケアで対処できる副作用

抗がん薬治療の副作用のうち、脱毛、皮膚や爪の色の変化など外見に関わるものを「アピアランス」といいます。とくに頭髪、眉毛、まつ毛などの脱毛は、抗がん薬治療の一時的な副作用として、多くの人が経験します。

脱毛や皮膚の変化に伴って、痛みやかゆみなどの症状が出ることもあります。その場合、冷やすとある程度治まることがあります。免疫機能や抵抗力が低下して感染症が起きやすくなるので、ステロイド薬や抗菌薬を使用することもあります。

頭髪の脱毛にはウィッグ、皮膚の色素変化にはメイクなどアピアランスケアで対策できるものもあります（↓第3章）。

検査しないとわからない副作用もある

副作用は、便秘や下痢、嘔吐《おうと》のような自覚症状があるものだけではありません。肝機能障害や白血球の減少のように症状として現れにくく、検査でしかわからないものもあります。まずは、自分が処方された抗がん薬について、どんな副作用が現れやすいかを知り、決められた検査は必ず受けることが基本です。

通院のタイミング以外でも、気になる症状や不安があってつらいときには、がまんを重ねないようにして、すぐに担当医や看護師などに相談しましょう。

そのほかのおもな副作用と対処法

●吐き気

吐き気止めの薬で基本的に治まります。このほか、部屋の換気、口内の清潔、ゆったりした服装などで、落ち着く場合があります。食事は味つけや温度を工夫し、消化のよいものを少量ずつ食べるとよいでしょう。食事がまったくとれないときは、医師に相談してください。

●味覚障害

苦みや甘みを過敏に感じるなど、味覚に変化が起こる場合もあります。食後や就寝前の歯磨き・うがいで口内の清潔を保ち、口腔《こうくう》保湿剤などを使ってうるおいを保ち、味覚を維持しましょう。症状によってはのみ薬で対処することもできます。

●手足のしびれ

副作用による手足症候群としてしびれが出る場合があります。しびれで手足の感覚が鈍り、思わぬやけどやけがにつながることもあるため、室内環境を整えましょう。しびれが長く続くと後遺症として残ることもあるので(→P41)、治療法を変更する場合もあります。

●体のだるさ

抗がん薬の副作用やがんによる症状のひとつに、だるさや集中力・

先生、教えて

Q&A

副作用で料理がつくれません。

吐き気や味覚障害、しびれなどの副作用があるときは、食事を準備することが難しい場合も多くなります。

そんな場合は外食やお惣菜、デリバリーを活用したり家族に用意してもらったりしましょう。これを機会に家族に料理の腕を磨いてもらってもいいかもしれません。

料理をするときは市販の惣菜やレトルトや半調理品、カット野菜などを活用するのも◎。「包丁を使いづらいとき」や「味覚障害があるとき」など、症状別のがん患者さん向けのレシピを紹介する本やサイトもあります。

気力の低下があります。

背景には痛みや貧血、脱水、感染症のほか、不安や不眠、筋力の低下などが考えられます。原因がわかれば対処する薬などもあるので、医師に相談しましょう。

●下痢・便秘

食生活の乱れで起こる下痢や便秘とは異なり、生活改善よりも、下痢止めや便秘薬などを使用してしっかり対処します。下痢では脱水になるのを防ぐため、水と電解質（塩分など）を補います。便秘には体を動かすのもおすすめです。

●血管炎

点滴によって静脈から抗がん薬治療を行ううちに、注射針や抗がん薬の刺激を何度も受けた血管が傷つき、血管炎を起こすことがあります。ＣＶポートの埋め込みで血管が傷むのを防ぐことができます。

体調のよいときは いつもどおりの生活を

しかし、副作用の現れ方には波があります。症状が落ち着いて調子のよいときには日常の生活を送り、趣味や仕事など、普通に活動をして大丈夫です。もちろん、食事も好きなものを食べてかまいません。

乳がんの治療中だからといって、何かをがまんしたり無理したりしすぎることのないように、それぞれのＱＯＬ（生活の質）を大切にして毎日を過ごしましょう。

[CVポートを埋める方法]

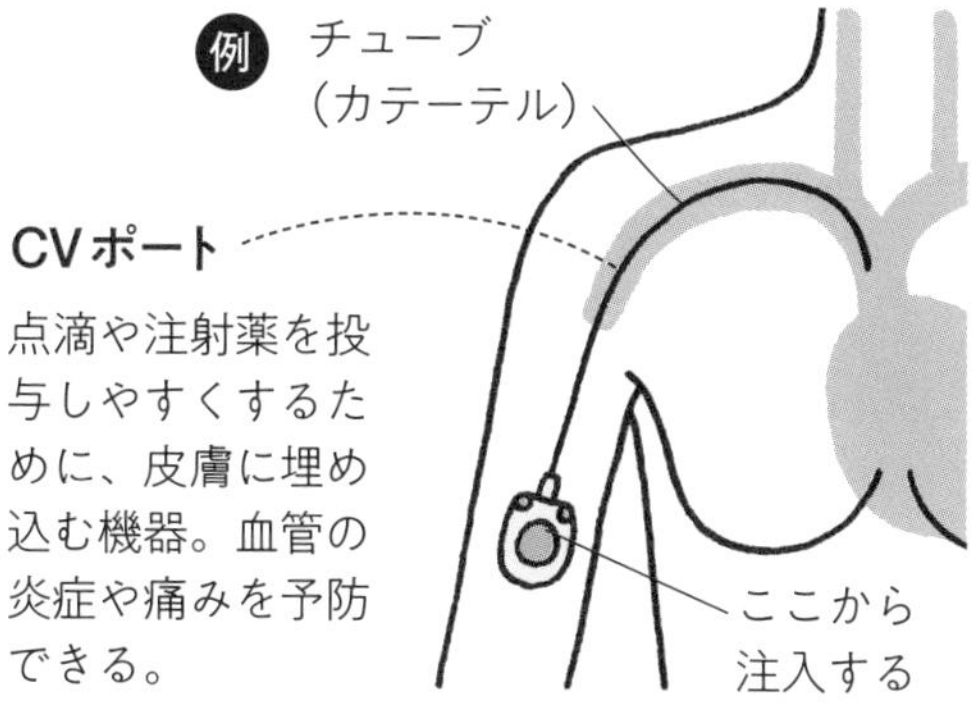

先輩たちの体験談

自分への声かけで頑張りました。

吐き気があるときは「がんをやっつけてるんだ」「今、私はダイエットで体重が減っているんだ」と自分自身に声をかけ、気分を上げていました。

分子標的薬――効果と副作用への対処法

特定の分子を攻撃してがんの増殖を防ぐ

抗がん薬治療は、がん細胞を攻撃するのと同時に、正常な細胞をも攻撃することは前述しました。一方、分子標的薬は、特定の分子だけを狙い撃つ特徴があります。そのため、脱毛などの副作用はありませんが、特有の副作用には注意が必要です。

乳がんの分子標的薬は、狙い撃つ分子の違いによって抗HER2《ハーツー》薬や**CDK《シーディーケー》4／6阻害薬**、**免疫チェックポイント阻害薬**、**PARP《パープ》阻害薬**があります。

HER2陽性なら抗HER2薬が有効

乳がんでは、表面にHER2というたんぱくをもつタイプがあります。HER2はがん細胞の増殖に関わるたんぱくです。そのため、**HER2陽性**の患者さんでは、HER2たんぱくの働きを邪魔してがんの増殖を抑える**抗HER2薬**という分子標的薬を使い、再発リスクを減らします。

代表的な抗HER2薬は「トラスツズマブ（ハーセプチン）」と「ペルツズマブ（パージェタ）」です（↓左図）。ペルツズマブはトラスツズマブと一緒に使います。そして、いずれもタキサン系の抗がん薬（↓P31）と併用されます。

そのため、組み合わせて投与する抗がん薬の副作用にも、注意が必要です。

抗HER2薬は注射薬で、乳がんの手術前にも手術後にも使用されます。投与期間は合計で約1年間になるよう実施され、術前に行った場合は残りの期間を術後に行います。

抗HER2薬は、卵巣機能に影

「抗HER2薬」という分子標的薬のはたらき

トラスツズマブ（ハーセプチン）

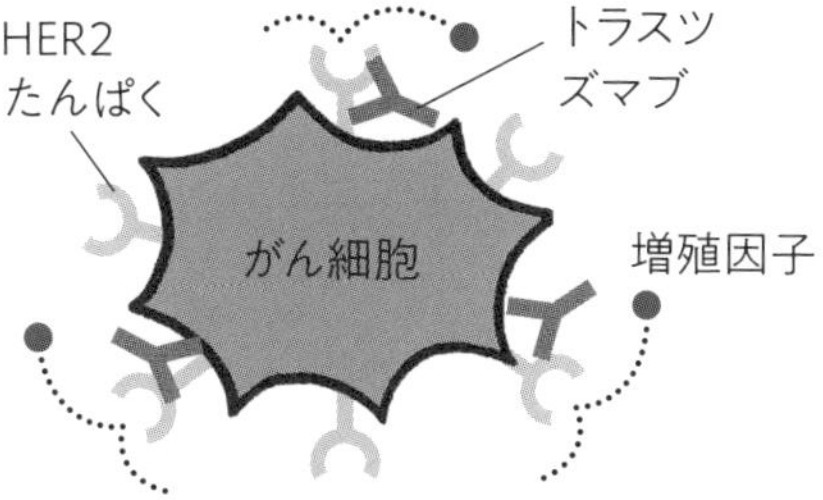

HER2たんぱくにくっついて増殖を防ぐ

がんを増殖する因子の代わりにHER2たんぱくに結合して、がん細胞の増殖を防ぐ。通常、抗がん薬と併用する。

ペルツズマブ（パージェタ）

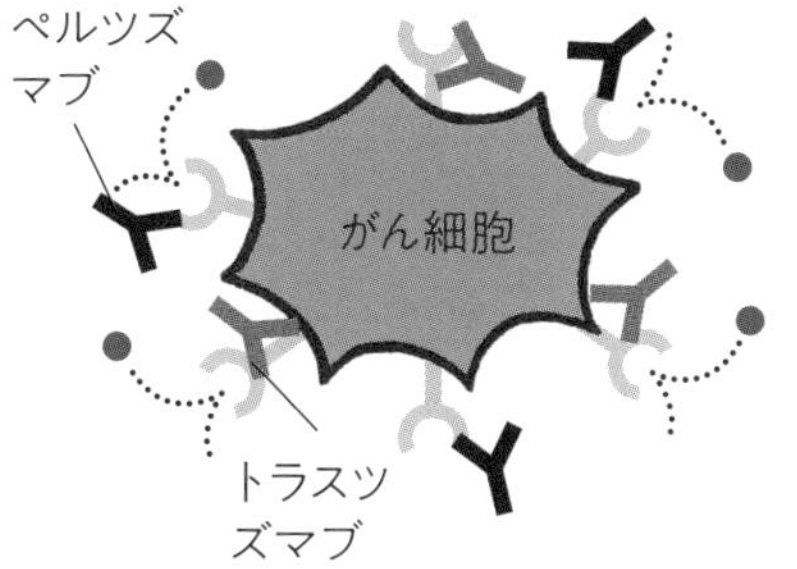

トラスツズマブと併用して“もれ”をなくす

HER2たんぱくのトラスツズマブとは別の部位に結合して、がん細胞の増殖を防ぐ。単独で使用することはなく、トラスツズマブと併用する。

※（　）内は商品名

響しないとされ、治療後には妊娠・出産することも可能です。ただし、併用する抗がん薬による卵巣機能低下の影響があるので、事前によく相談しましょう（→P50～）。

副作用の多くは発熱・悪寒

抗HER2薬はどちらも副作用が少なく、ほとんどの人で1回目に起こり、2回目以降には治まってくることがわかっています。多く見られる副作用は、投与中や投与24時間以内に現れる発熱と悪寒でインフュージョンリアクションと呼ばれます。また、ペルツズマブを併用する場合は、下痢が多く見られます。

　そのほか、重要な副作用に、心不全などの心臓機能の低下がありますが、起こることはごくまれです。

再発リスクが高いときはT《ティー》-DM《ディーエム》1を使用

T-DM1（カドサイラ）は、抗HER2《ハーツー》薬のトラスツズマブと抗がん薬のエムタンシンを組み合わせた**抗体薬物複合体**（ADC《エーディーシー》）のひとつです（→P164）。トラスツズマブががん細胞を狙い撃ちする特性に相乗りし、抗がん薬をがん細胞に届けます。

T-DM1は、手術前に抗HER2薬を投与しても完全には効果を得られず、再発リスクが高い患者さんに使われます。

●おもな副作用

T-DM1で多く現れる副作用には、吐き気、嘔吐《おうと》、下痢などがあります。必要があれば、検査をし、血小板減少や心機能・肝機能低下など、重い副作用が現れた場合は薬の中止や休薬が必要です。

CDK《シーディーケー》4／6阻害薬の適用が拡大

ホルモン受容体陽性でHER2陰性の患者さんでは、**CDK4／6阻害薬**という分子標的薬が使われます。CDKは、がん細胞が増殖、転移する細胞周期を制御する酵素です。

乳がんで使用されるCDK4／6阻害薬の「アベマシクリブ（ベージニオ）」は、がん細胞の細胞周期を止めることで、がんの増殖と進行を抑えます。アベマシクリブは、ホルモン療法薬と併用すると、より効果が高くなることが確認されています。

かつては再発した患者さんのみに使われていましたが、有効性が認められ、近年は**ホルモン受容体陽性でHER2陰性**の術後薬物療法として使われるようになっています。

このほかのCDK4／6阻害薬に、パルボシクリブ（イブランス）があります。

●おもな副作用

アベマシクリブで多く見られる副作用は下痢です。このほか、白血球のなかでも病原菌とたたかう役割をもつ好中球の減少もあります。そのため、定期的に血液検査で確認しながら投与します。

また、重い副作用としては、静脈血栓症や肺塞栓症、間質性肺炎を引き起こすこともあり、注意が必要です。

自分の免疫を助ける「免疫チェックポイント阻害薬」

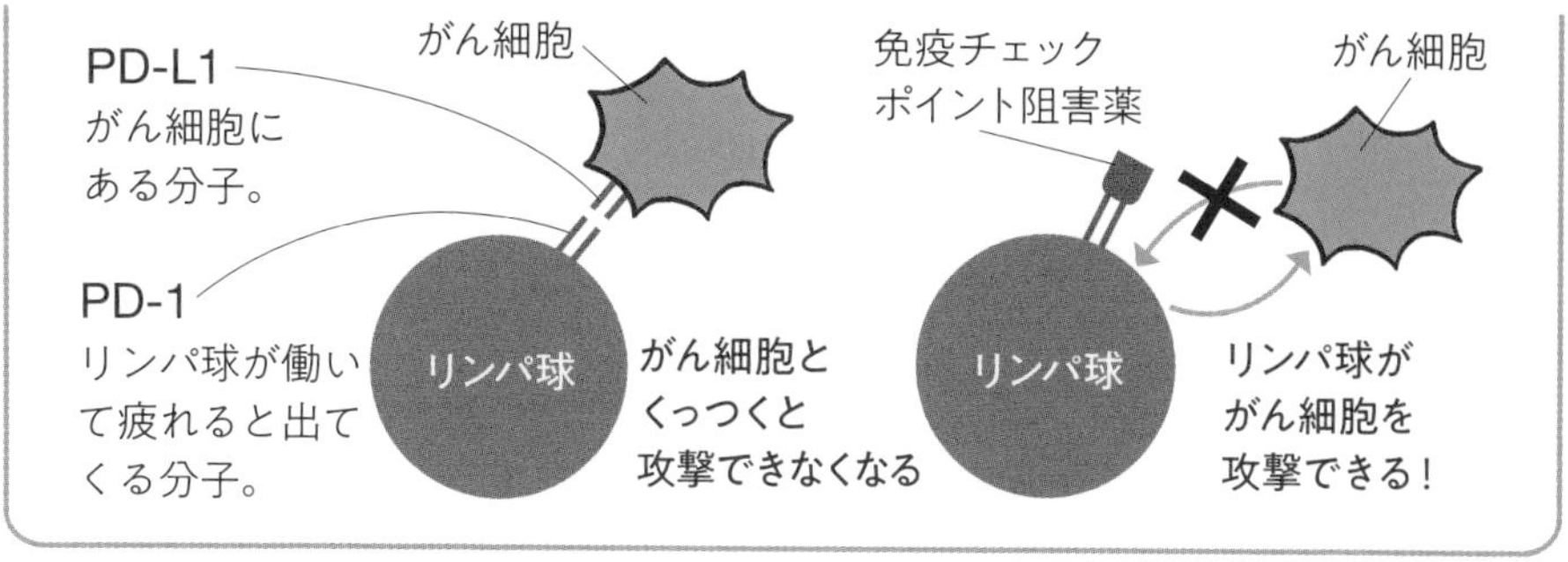

免疫の仕組みを利用する免疫チェックポイント阻害薬

免疫チェックポイント阻害薬でそれぞれ標的になる分子は、アテゾリズマブ（テセントリク）がPD－L1、ペムブロリズマブ（キイトルーダ）はPD－1です（↓上図）。

ホルモン受容体もHER2も陰性の**トリプルネガティブ型**（↓P151）の乳がんで、再発リスクが高いときに免疫チェックポイント阻害薬を使用します。ペムブロリズマブは適用が拡大し、手術前から開始していれば、術後も継続使用が可能になりました。

●おもな副作用

免疫反応が働きすぎることで、副作用が起こる場合があります。甲状腺機能低下や間質性肺炎、神経障害など全身に及びます。

どんな症状が現れるか事前に知っておき、異常を感じたら、すぐに主治医に伝えましょう。

遺伝性乳がんの場合はPARP《パープ》阻害薬を使用

PARP阻害薬のオラパリブ（リムパーザ）は、PARPというDNAの修復に関わる分子を標的にした分子標的薬です。使用前には遺伝子検査を実施し、**BRCA1またはBRCA2遺伝子が陽性**（病的バリアントをもつ）かを確認します。

近年、初発がんでも、術後に使用可能になりました。副作用に吐き気、嘔吐、貧血、好中球減少などがあります。

乳がんの合併症と後遺症

数年経ってから症状が出ることもある

乳がんの治療後には、合併症や後遺症が現れることもあります。手術によって起こる術後の乳房の痛みのほか、放射線療法や薬物治療によって現れるものもあります。

リンパ節郭清《かくせい》後は、特有の後遺症**リンパ浮腫《ふしゅ》**にも注意が必要です（→P42〜）。そのほか、抗がん薬の種類によっては、外見（アピアランス）に関する症状も現れます。

合併症や後遺症が現れる時期や症状の程度は人それぞれで、時間とともに軽くなる場合もあれば、長く続く場合もあります。おもなものは次の3つです。

手術の傷あとの痛みが続く〝PMPS《ピーエムピーエス》〟

PMPS（乳房切除後疼痛《とうつう》症候群）は、多くの人が手術後に感じる**慢性的な「ヒリヒリ」「チクチク」**とした痛みです。衣服のこすれでも敏感に感じることがあります。**手術した側の乳房、腕、わきの下に症状が現れやすく**、5年程度で治まる人が多い一方で、術後10年経過しても痛みを感じる場合

先生、教えて
Q&A

傷あとの痛みはいつまで続きますか？

手術を受けたことによる痛みは、数か月程度で和らぎます。一方、神経痛のような慢性的な痛みは何年も続くことがありますが、多くの場合、再発とは関係ありません。

手術から10年経ってもときどき痛みを感じるという患者さんもいます。

があります。

ＰＭＰＳの原因はわかっていませんが、手術時に傷ついた神経が影響しているとも考えられます。治療には鎮痛薬のほか抗うつ薬や抗けいれん薬が効果的なこともあります。がまんせずに主治医や精神科に相談しましょう。

手足のしびれや感覚の違い

がんによる神経の圧迫やタキサン系など一部の抗がん薬の副作用でしびれや感覚の異常が起こることがあります。温める、もしくは冷やすと症状が改善することがあります。半年程度で症状が落ち着くことが多いのですが、日常生活で困ることがあれば、主治医に相談しましょう。しびれは治療終了後も残ることがあります。

もの忘れや認知機能が低下するケモブレイン

ケモブレインは、化学療法（ケモ=抗がん薬治療）の期間や治療後に起こる認知機能の低下です。**頭（ブレイン）にモヤがかかったように、記憶や思考、集中力が落ちるなどの症状が現れます。**これまで当たり前にできていたことが難しくなるなど、患者さんを悩ませています。

ケモブレインは、これまであまり着目されていなかったこともあり、頻度や程度、期間も含めて詳しい発生の仕組みがはっきりとわかっていません。現時点では対処する薬がなく、予防法や対処法について研究が続いています。

先輩たちの体験談

ケモブレインにも慣れてきました。

副作用で一番きつかったのがケモブレインです。自宅の車庫に車を入れるたびにぶつけたり、もの忘れが多くなったり、暗算がまったくできなくなったりと、それはショックでした。

今も低下してしまった機能は完全には戻りませんが、なるべく脳を使うなど、諦めず対処し、工夫するしかありません。この状態に慣れるにつれて「できること」と「できないこと」を見極めて、不得意なことはやらない、そんな生活の知恵もつきました。

リンパ浮《ふ》腫《しゅ》は、早期発見が大切

手や腕がむくむリンパ浮腫

リンパとは、免疫細胞のリンパ球（白血球の一種）を含むリンパ液のことで、栄養素や老廃物を運ぶ役割を持ち、静脈と並ぶようにリンパ管の中を流れています。

リンパ節郭清《かくせい》手術や術後放射線療法の影響でリンパ管が傷つくと、リンパの流れが悪くなり、リンパ液が漏れてたまってしまうことがあります。これが**リンパ浮腫**です。手術した側の手や腕に起こる可能性があります。

リンパ管の損傷があれば症状がなくても0期

乳がんの手術直後は、手術自体の影響でむくみが出ることがありますが、多くは一過性のものです。

リンパ浮腫のむくみは左右差がある慢性的なもので、術後しばらくしてから現れる場合もあるのが特徴です。リンパ浮腫の重症度は0〜Ⅲ期までで評価されます。センチネルリンパ節生検でリンパ節を1〜2個取るなど、少しでもリンパ管が傷つくと0期の段階です。

リンパ節転移があって、手術でリンパ節郭清をした場合やセンチネルリンパ節生検をした後にはリンパ浮腫が起こる可能性があります。リンパ浮腫の症状が現れたときに困らないように、相談場所や対処法をあらかじめ調べておくと安心でしょう。

また、手術でリンパ管が傷ついた後に放射線療法を行うと、リンパ浮腫の程度や頻度が上がる可能性もあります。

リンパ浮腫は、いわゆるむくみとは対処法も異なります。予防法を正しく知って、日常的に実践し、セルフケアとセルフチェックで変

［ リンパ浮腫の病期（ステージ）］

	0期	リンパ管に損傷はあるが、まだ臨床的にリンパ浮腫を発症していない。
軽度	Ⅰ期	腕を上げることで浮腫が治まる。圧迫すると、あとが見られることもある（圧痕《あっこん》）。
中等度	Ⅱ期	腕を上げるだけでは改善せず、圧痕がはっきりする。
重度	Ⅱ期後期	組織の線維化が見られ、圧痕が見られなくなる。
	Ⅲ期	脂肪沈着や象皮症《ぞうひしょう》など、皮膚の変化を伴う。

※『リンパ浮腫診療ガイドライン2018年版』より改変

化に気づきましょう（↓P45）。

早期発見・早期治療で悪化を防ぐ

リンパ浮腫は一度悪化するとなかなか治すのが難しい病気です。浮腫のある側が重だるくなって動かしづらくなるなど、日常生活にも影響します。重症になるとリンパ節やリンパ管を移植する手術が必要になることもあります。

また、リンパ浮腫の合併症には、炎症や感染が起こるリンパ管炎や**蜂窩織炎《ほうかしきえん》**（↓P48）など重大なものもあり、速やかな処置が必要になります。

リンパ浮腫は早期発見・早期治療が基本です。異変を感じたらすぐに主治医やリンパ浮腫外来に相談しましょう。

先生、教えて
Q&A

リンパ浮腫にはいつまで注意が必要ですか？

リンパ浮腫は、いわゆる「むくみ」とは異なります。リンパ管が傷ついている限り起こる可能性があり、手術から3〜10年経った後でも注意が必要です。現時点では症状がないとしても、0期であれば油断は禁物です。

リンパ浮腫を完全に防ぐ方法は今のところありません。セルフチェックでリンパ浮腫の初期症状を疑ったら、すぐに受診しましょう。

少しのむくみでも見逃さない

リンパ浮腫《ふしゅ》の進行はゆっくりで、とくに症状が軽いうちは、見た目や自覚症状による判断が難しいとされています。そのため、見逃されて重症化してしまうこともあります。

症状が現れやすいのは、手術側のわきの下や二の腕の内側などです。セルフチェック（↓P45）を行い、パンパンに腫《は》れる前に気づくように心がけてください。

リンパ浮腫治療のために別の医療機関にかかる際は、主治医に「リンパ浮腫の治療をしたい」旨を伝え、紹介状を申し出ます。

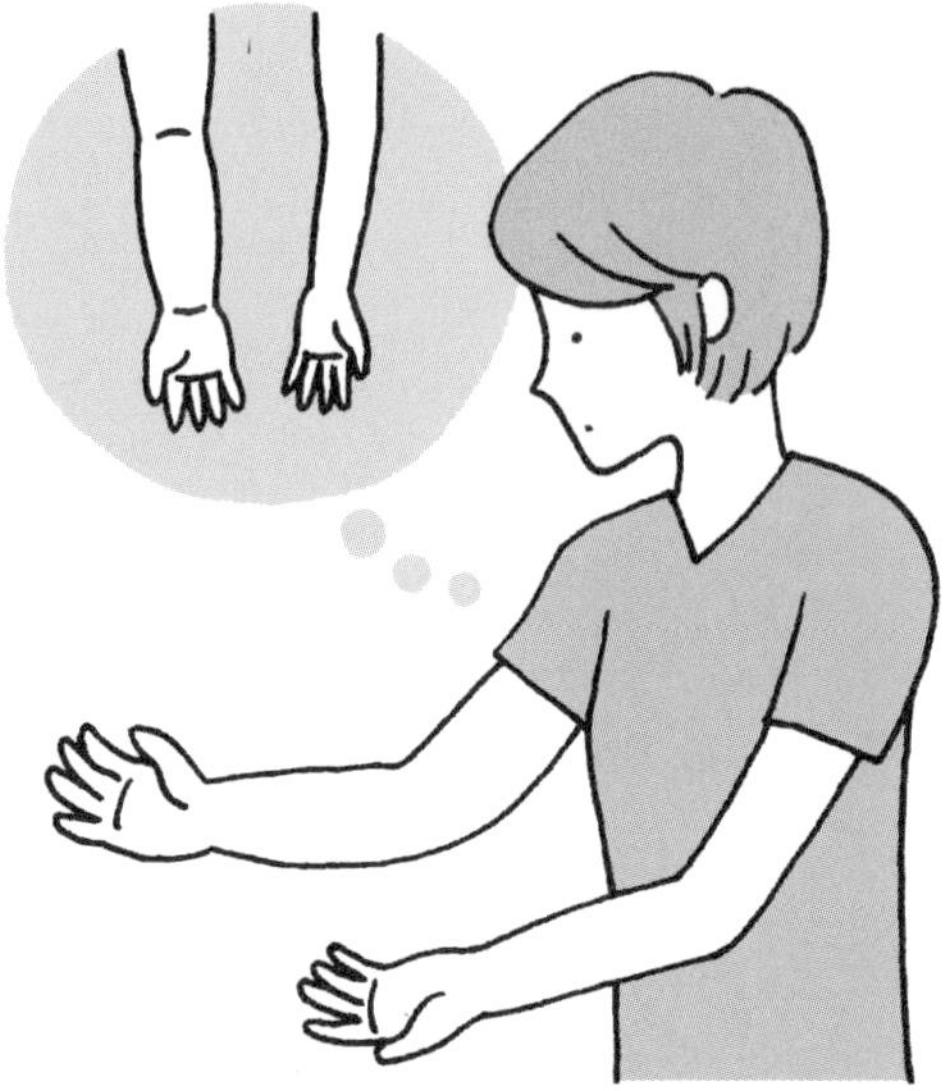

リンパ浮腫というと「患部がもとの太さの倍くらいパンパンにむくむ」イメージが強いが、少しでもむくんでいれば疑いがある。自分の腕を左右で見比べて、むくんでいるかどうか判断しよう。

痛みや違和感も症状のひとつ

リンパ浮腫の早期には、むくみ以外にちょっとした張りやだるさなどの違和感があります。

「こわばり」「痛み」「しびれ」などの症状は、ほかの治療でも現れる副作用でリンパ浮腫との見分けがつきにくいものですが、注意深く様子をみるようにしてください。45ページのチェック方法を参考に、セルフチェックをしましょう。

このほかに、皮膚の表面が薄く引き延ばされてしわが目立たなくなったり、カサカサと乾燥しやすく、肌荒れを起こしやすくなります。**肌荒れや乾燥は、細菌感染の原因にもなるので、日頃からスキンケアを行いましょう**（↓P76～）。

リンパ浮腫を、セルフチェックで早期発見!

はかってチェック!

❶指のつけ根
❷手首
❸ひじから5cm下
❹ひじから10cm上

両腕とも４つの場所をはかる。左右で比較して、手術側の腕のほうが１～２cm以上太ければ、リンパ浮腫を疑う。早く発見するためには、定期的にはかることが大切。

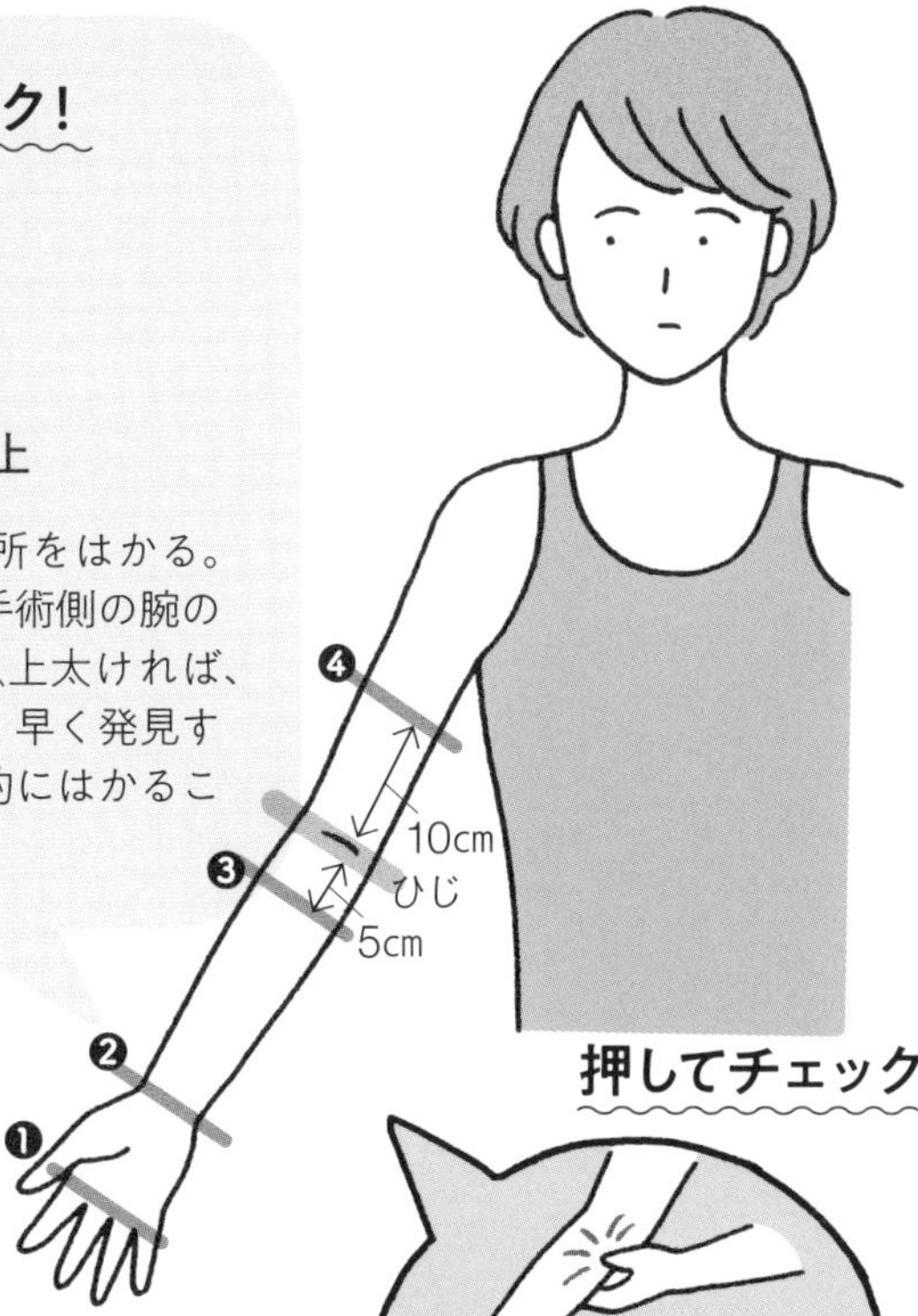

初期症状でチェック!

- ✓ 指輪やブレスレットがきつくなった
- ✓ ブラジャーのあとがつくようになった
- ✓ 手を握る・開くときに違和感がある
- ✓ 手先の作業後に腕が太くなる
- ✓ 手や腕のシワが目立たなくなった
- ✓ 腕に痛み・しびれがある

初期症状を知っておくと、早期発見しやすい。気になることがあれば、主治医などに相談する。

押してチェック!

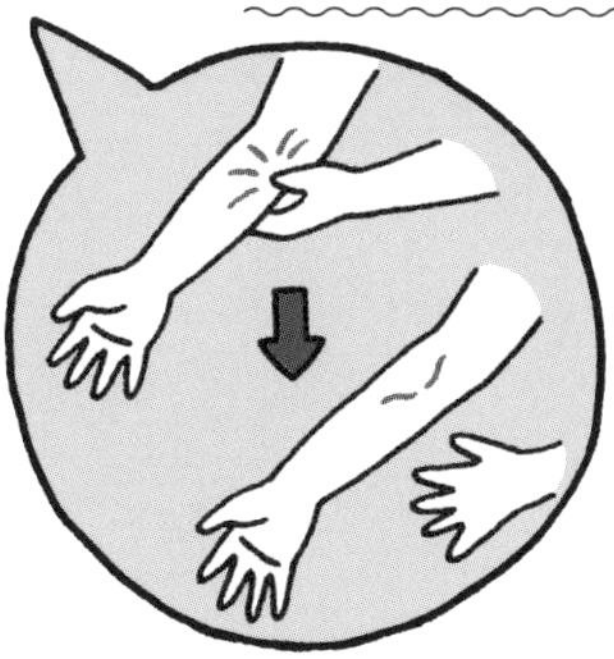

手術側の腕を、骨に当たるくらいまで強く、数秒間押してみる。むくんでいる場合は、手を離した後もくぼんだままになる。

※リンパ浮腫が進行すると皮膚が硬くなってしまうので、押してもくぼみにくくなる。

リンパ浮《ふ》腫《しゅ》を予防しよう

リンパ浮腫は自分で予防できる

リンパ浮腫を完全に防ぐことは難しくても、毎日のケアで、ある程度発症や進行を予防し、コントロールすることはできます。

予防のポイントは「体の締めつけを避けてリンパの流れを妨げない」「食事や運動で体重をコントロールする」「日焼けや傷による皮膚の炎症・感染症を防ぐ」「疲れやストレスをためない」の4つです。注射針をさすときは、念のため反対側の腕に行いましょう。

リハビリ運動とスキンケアで予防する

リンパ浮腫予防には、むくみの起きやすい腕や手指、肩をよく動かして、**リンパの流れを改善することがよい**とわかっています。

手術後から少しずつ腕を動かしたり、手のグーパー運動などを行うと効果的です。また、術後の痛みが治まれば、肩回しや腕の上下運動でリハビリをします。体力が戻れば、スポーツなども可能です。皮膚の炎症・感染症予防にスキンケアも行いましょう（↓P76～）。

日常生活で気をつけること

日常的についやってしまいがちなのが、重たい荷物を腕や肩にかけたり、服装やアクセサリーで体を圧迫することです。つい夢中になって長時間同じ姿勢でいたり、作業を続けると、疲労やストレスもたまるので、できるだけ避けます。

一般のむくみとは異なり、塩分や水分の制限は不要ですが、肥満には気をつけ、運動の習慣をつけましょう（↓P132～）。

リンパ浮腫を予防するリハビリ運動

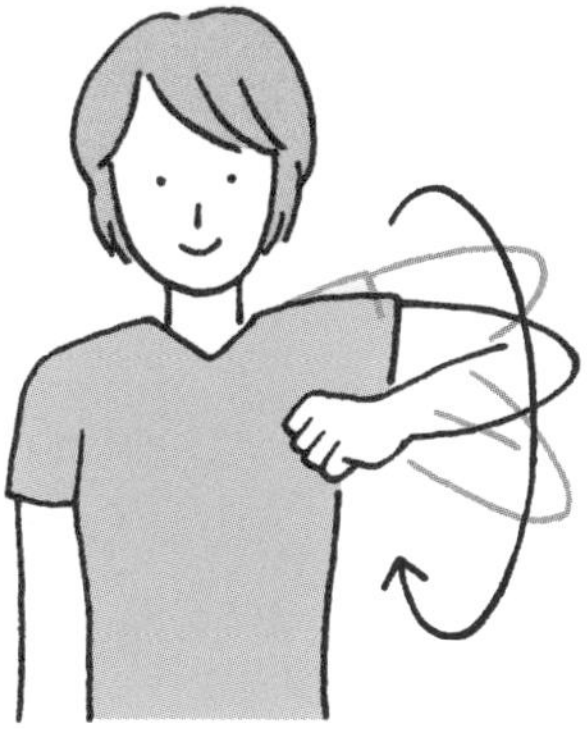

肩まわし

ひじをなるべく高く上げて、大きく円を描くように腕と肩をまわす。リンパ液が流れやすくなり、腕の可動域も広がる。

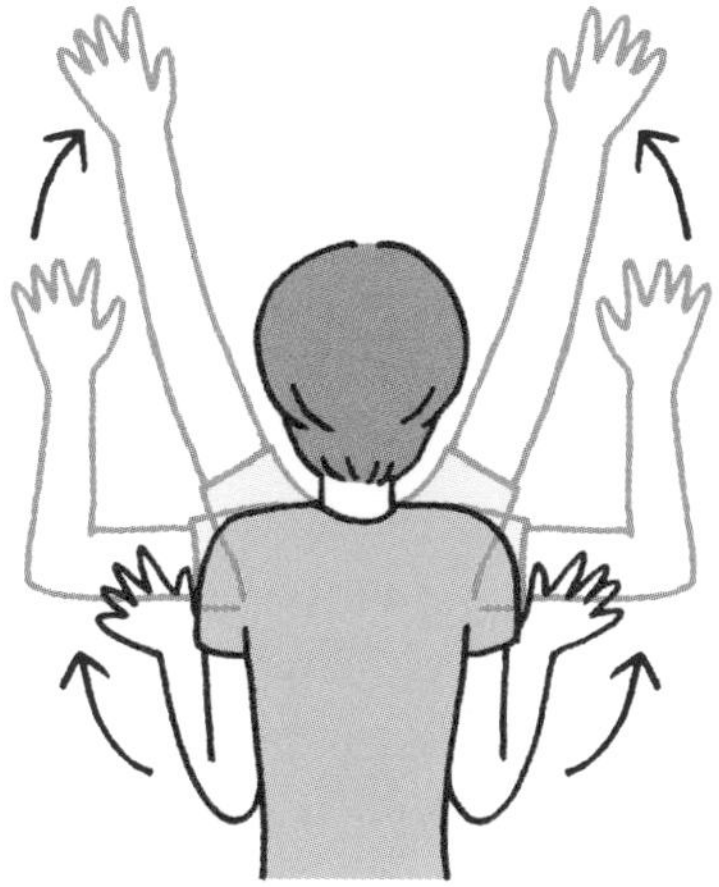

腕の上下体操

❶壁から30cmほど離れて、壁に向かって立つ。
❷肩の高さで、両手を壁につく。
❸壁に触れたまま、できるだけ高くまで腕をすり上げる。
❹ゆっくりと腕をおろす。

１日数回を１か月程度行い、腕が上がる高さを少しずつ上げていこう。

休むときも予防しよう

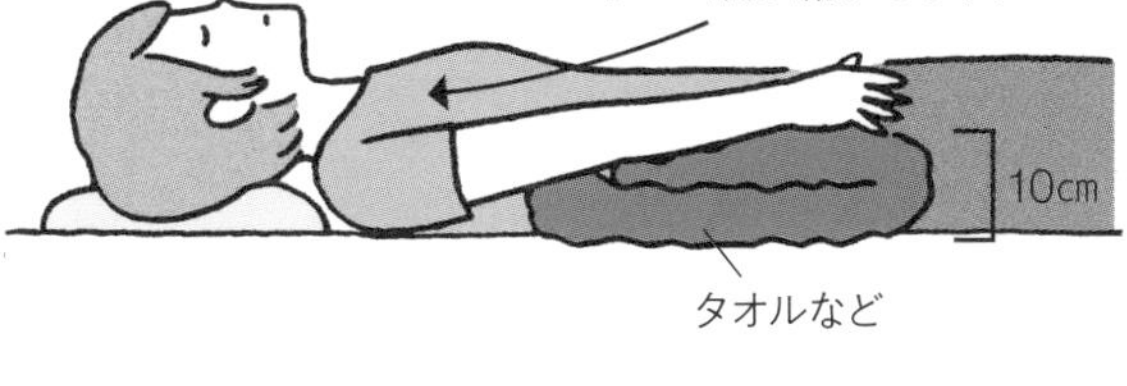

リンパの流れが悪くならないように、タオルなどを使って腕を少し高くするとよい。

リンパ浮《ふ》腫《しゅ》の治療法

疑いがあれば すぐにリンパ浮腫外来へ

リンパ浮腫は保険適用で治療でき、専門外来も増えています。かかっている医療機関に該当がなければ、主治医に相談しましょう。

治療には、複合的治療と手術があり、手術をした場合でも複合的治療は継続します（↓左図）。

リンパ浮腫の合併症に要注意

●蜂《ほう》窩《か》織《しき》炎《えん》

皮膚の小さな傷から細菌に感染して起こる蜂窩織炎は、合併症のなかで、最も注意したいものです。

感染による炎症が広がると患部が赤く腫れ、38℃以上の熱が出ることもあります。繰り返し起こることも多く、抗生剤をのむ、冷やす、安静にすることで改善します。

リンパ浮腫とは関係なく起こる場合もあり、蜂窩織炎がきっかけで、リンパ浮腫を発症することもあります。

日常的に、けがや日焼け、虫さされなどに注意しましょう。

●リンパ漏《ろう》

透明や薄黄色のリンパ液が皮膚から漏れ出す症状です。患者さん自身が衣服の汚れで気づく場合もあります。リンパ漏から蜂窩織炎につながることもあるので、すぐに受診しましょう。

●象《ぞう》皮《ひ》症《しょう》

蜂窩織炎を繰り返すなど、リンパ浮腫の重症化によって皮膚が硬く厚くなり、患部は太くなります。また、表面はとげのようなゴツゴツした状態になります。

リンパ浮腫の治療で改善します。また、皮膚を柔らかく保つため、軟膏などの塗り薬を使って保護しましょう。

リンパ浮腫の治療の流れ

❶ 複合的治療

圧迫療法

むくんでいる部位に圧をかけて、むくみを軽減する。弾性包帯や弾性スリーブ・グローブなどの弾性着衣を使用する。

ドレナージ

リンパ液を流すマッサージでむくみを改善する。リンパ浮腫専門のセラピスト（医療者）が行い、自分で行う場合もセラピストの指導を受ける。

圧迫下での運動

弾性包帯や弾性着衣を着用した状態で運動し、リンパの流れを促す。リンパ浮腫治療の専門家の指導のもと行う。

スキンケア

正常の肌に比べて感染症にかかりやすいので、スキンケアで予防する（P76～）。保湿して、肌を柔らかく保つことで、刺激から肌を守る。

セルフケア

医師から生活上の注意点について指導を受けて実践する。体重管理や感染症予防、衣服などによる体の締めつけなどに注意する。

改善しない場合や程度がひどい場合

❷ 手術

LVA（リンパ管静脈吻合術）

リンパ管を静脈につなげて、リンパ液を流す手術。局所麻酔でできて、傷口も小さいので体への負担が少ない。しかし、完治するわけではないので、手術後も複合的治療を続ける。

LVAで改善しない場合

リンパ節・リンパ管移植術

健康なリンパ節やリンパ管をほかの部位から採って移植する手術。重症でも効果が期待できる。全身麻酔を用いた手術になり、採取先と移植先の2か所に傷が残る。

妊娠を希望するときの治療の進め方

術後の妊娠・出産も再発リスクは変わらない

治療後に妊娠・出産・授乳をしても、乳がんが再発しやすくなるとは考えられていません。また、障害や奇形など胎児への悪影響を及ぼす可能性が高まることもありません。

しかし、治療中の妊娠は胎児への悪影響が心配されます。治療によって月経がなくても排卵している可能性があるので、妊娠の希望にかかわらず、必ず避妊するようにしてください。

薬物療法の前に妊娠について決める

年齢が高くなるほど妊娠しにくくなります。また、治療の副作用で卵巣機能がなくなるなどして妊娠できなくなることもあります。

将来子どもを希望している人は、治療前に医師と相談し、産科と連携してどうやって妊娠する力（妊《にん》孕《よう》性）を温存するか決めることになります。

術前薬物療法を行う場合は、がんの進行も心配されるために考える時間があまりありません。一方、

先生、教えて
Q&A

授乳や育児に影響はありませんか？

放射線治療を行うと、乳腺で母乳を作る機能が失われることから、治療した乳房からの授乳はできなくなります。それ以外にはとくに影響はありません。

放射線治療直後に赤ちゃんを抱いても、影響が及ぶことはありません。

術後は術後薬物療法が始まるまでの12週以内に検討します。

ちなみに放射線治療は、妊娠する力への影響はありません。しかし、妊娠中の治療は胎児への悪影響が心配されるため、治療後に妊活を始めます。

ホルモン療法は中断することもできる

ホルモン療法は5〜10年と長期間続き、この間に妊娠すると胎児に先天異常が起こる可能性が高まるため避妊が必要です。さらにホルモン療法終了後には、年齢的に妊娠が難しいこともあります。

このため、ホルモン療法開始前に妊孕性を温存するか（→P52）、ホルモン療法を2年前後で中断して2〜3か月間あけてから妊活し、出産後にホルモン療法を再開します。そうすることで再発率はあまり上がりません。

抗がん薬治療後は妊活まで時間をあける

抗がん薬治療中は、卵巣機能が抑制されますが、治療終了後、月経が再開すれば妊娠は可能です。ただし、体内に残る抗がん薬が胎児に悪影響を及ぼさないよう、治療終了から6〜7か月間経ってから妊活を始めます。

一方、治療後の月経再開は年齢によって異なり、45歳以上では回復が難しいとされます。このため、抗がん薬治療開始前に妊孕性を温存する選択肢もあります（→P52）。

先輩たちの体験談

ホルモン療法を休薬して不妊治療を再開しました。

子どもを持つことは、自分の人生にとって、譲れない大切なことでした。

手術後は、主治医、産科医、看護師、パートナーともとことん話し合い、最後は自分自身で決断してホルモン療法を休薬し、不妊治療を再開することを決めました。

子どもを持つことはかないませんでしたが、不妊治療を行うと決めた3年間に、夫婦の絆はとても深まり、尊い時間を持つことができました。

コラム

妊孕《にんよう》性（妊娠する力）を温存するため、医療・社会制度は日々進歩しています。

将来的に子どもを希望する患者さんのために、がんの治療開始前に未受精卵子や受精卵を凍結保存することを**妊孕性温存療法**といいます。また、凍結した卵子や受精卵、精子を使った不妊治療は**生殖補助医療**にあたります。

現在、妊孕性温存療法は健康保険の適用ではありませんが、妊孕性温存療法やこれを用いた生殖補助医療は、自治体によって費用の一部を助成する制度があります。助成制度を利用するには、対象の指定医療機関で治療を受けることが必要です。また、助成を受けられる年齢や助成金額、回数などに制限があるので、お住まいの都道府県窓口に問い合わせてください。

がん治療と妊孕性温存については、がん診療ガイドラインが充実し、選択する人も増えています。また、養子縁組や里親制度を利用する選択肢もあります。

＼ 妊孕性の温存方法 ／

- 卵子凍結保存
- 受精卵凍結保存
- 卵巣組織凍結保存

薬物治療開始前に、自分に合った温存方法を選択する。卵子・受精卵・卵巣の温存期間は1年ごとに延長し、各病院で決められた期間内まで温存できる。

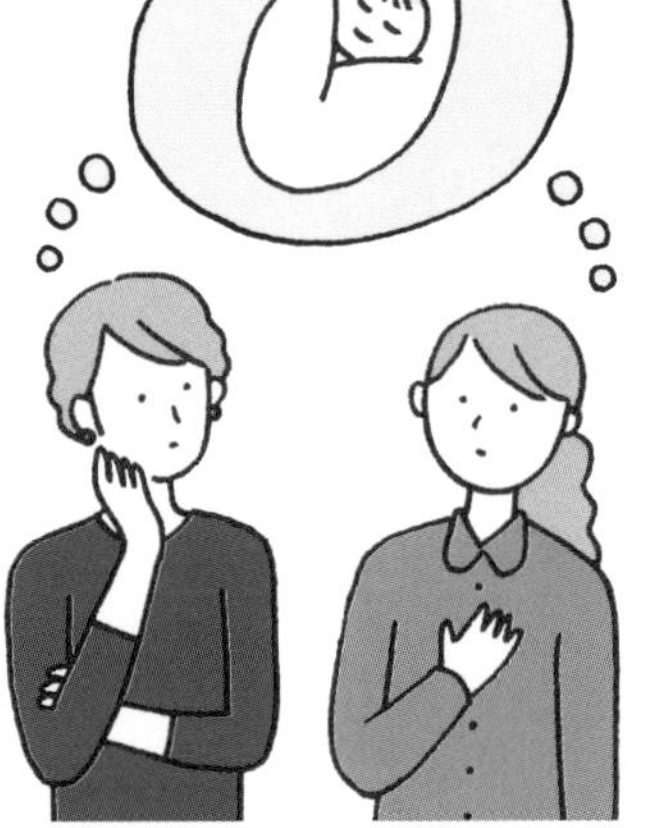

希望する場合は、なるべく早く主治医に相談する。

第2章

自分の気持ちを話せる場所をもとう

治療中は、心の動きが不安定になって当然

退院後や通院治療中により落ち込むことも

がんは、体にとっても心にとっても強いストレスの源です。

乳がんとわかって以来、手術を終えるまで一気に駆け抜けてきた人でも、手術を終えて退院すると、少し時間に余裕が生まれます。このときに、これまでを振り返ったりこれからのことを考えたりして、不安が増したり落ち込んだりする人は多くいます。

手術後の病理検査の結果によっては、術前に想定していた術後の治療計画が追加・変更されることもあります。それに伴って、また違う悩みやストレスが生まれることもあるでしょう。

抗がん薬や放射線、ホルモン療法などの術後治療が始まると、がんの脅威からは遠ざかっているはずなのに、副作用への不安やそのつらい症状によって気が滅入ってしまうことがあるかもしれません。

また、乳がんでは乳房を部分的に、あるいはすべて失うことへの悲しみ、外見の変化によるもどかしさ、薬の副作用による痛みや疲れやすさなどを経験します。これを経験していない人とは、気持ちを共有するのが難しいと感じ、いちばん身近な家族やパートナーに理解されない苦しさが、よりストレスを生むかもしれません。

不安や落ち込みは正常な心の動き

ショックや落ち込み、不安を感じるのは正常な心の動きです。しばらくすると、適応しようとする力が働き出します。これは人間が本来持っている力です。つらい状況ながらも、徐々に気持ちが落ち着いて、これから先のことに目を

向けられるようになります。

通常、2~3週間程度で日常生活に支障がない程度に心が回復することが多いとされます。しかし、がんでは、経験したことのない不安やストレスが次々と重なります。大きなストレスから十分に回復するには、もっと時間がかかることもあります。

心配されるのは、こうした不安定な心が、がんの治療に対するモチベーションに影響したり、患者さん自身のQOL（生活の質）を低下させたりすることです。**不安定な心がアップダウンを繰り返すうちに、適応障害やうつ病になることもあります。**

がんになったのは誰のせいでもありません。新しい検査法や治療法、患者さんをサポートする社会の理解も進んでいます。どうかそのことを覚えておいてください。

自分の選択を否定しないで

乳がんの治療では、将来の妊娠・出産について、あるいは乳房温存か否か、乳房再建はどうするかをめぐって、しばしば重要な選択を迫られます。そのたびに患者さんは医師の説明を聞いた後に自分でもいろいろ調べながら考え、周囲の意見を聞き、納得して選んできているはずです。その選択は、もしかすると「やむを得ないもの」や「苦渋の決断」だったかもしれません。それでも、そのとき最善だと考えて選んだものを、ご自身はもちろん、周囲も後から決して否定しないようにしましょう。

先輩たちの体験談

ささいなことに敏感になって傷つくこともありました。

「〝がん〟ばれ」という言葉にすら反応して落ち込んでいました。かけられる言葉にも「もう無理しちゃだめよ（がんは無理をしたからなったんじゃないのに）」「全摘なんて耐えられないわ（対処するしかないのに）」など〝乳がんの人〟と見られるのはつらかったです。

悪気はないとわかっているから、傷つく自分に嫌気がさすこともありました。そんななかで、具体的に○○しようか？とサポートしてくれる人や今までどおりに接してくれる友人はありがたかったです。

周りの人たちとの向き合い方のコツ

誰に話すも話さないも自由

自分の状況を周囲にどのように、また、どこまで伝えるかは手術後も悩むことでしょう。

心配させないため、遠方の親族や友人には、治療が落ち着いてから伝えたという患者さんもいます。

仕事関係など、術後の通院で影響があると思われる人には配慮が必要なことだけでも伝えておくと、力を貸してくれるでしょう（→P124～）。あまり知られたくない範囲にまで話が広がらないように「ここだけにとどめてほしい」など伝え方の工夫も必要です。

がんに対して持つイメージや、伝えたときの受け取り方は、人によって違います。伝え方は自分のやり方やタイミングを信じましょう。また、**話すのは心の準備が整ってからでよい**でしょう。

正しく知ってもらうことが難しい

乳がんについて、誰もが正しい知識を持っているわけではありません。知っている情報が古いままの場合もあります。

「手術が終われば治療は終わり」「全摘手術をするのは末期だから」など誤った情報を持つ人から不用意な言葉をかけられ、あなたが傷つくことがあるかもしれません。そうした相手とは、なるべく関わりを避ける、というのもひとつの手段です。

乳がんと伝えたことでこれまでわからなかった人間性が見え、残念ながら関係性が変わったり、つき合いが途絶えてしまったりする人もいるかもしれません。

あなたの状況について一から十まで説明する必要があるかどうか

は、相手との関係性をよく考えてからにしましょう。

助けてほしい人には伝わるまで伝える

パートナーや家族など、あなたの治療を支えるキーマンに対しては「伝わるまで伝える」ことが大切です。知っておいてほしいことについては順を追って説明し、少しずつ理解してもらうように努めましょう。

たとえば、ホルモン療法を長期間続ける必要があることや副作用で手がしびれて料理が難しいこと、リンパ浮腫《ふしゅ》の予防が地味ながらとても大切なことなど……。相手は戸惑うかもしれませんが、実生活のなかで必要なことは粘り強く、正しく伝えていきましょう。

周りにいる味方を頼ろう

乳がんの治療ではさまざまな選択が伴いますが、家庭や職場、友人関係など、治療以外で選択をするときの決断は急がないでください。がんの治療によって、あなた自身の生き方を無理に変える必要はありません。

もともとつき合いがあり、あなたのことをよく知る人たちは、口には出さずともあなたを支える力強い応援団になってくれます。思い切って「力を貸してほしい」と頼ってみましょう。

気持ちを共有できて、専門用語などについて説明のいらない患者会やSNSで、仲間をつくってもよいでしょう（→P66）。

先輩たちの体験談

手術の傷あとを子どもたちに見せました。

手術のことや病気のことは、両親にはすべて伝えられましたが、子どもに伝えるときにはとても悩みました。やはり不安にさせたと思います。

どんな治療をしてどう身体が変わったのか知っておいてほしかったので息子も含め子どもには傷あとを見せました。

当時はとくに何も言わず、反応もありませんでしたが、きっとショックだったと思います。成人してから当時のことを聞くと「大変だったんだ。頑張ったんだと思った」と息子から言われました。

緩和ケアチームに相談しよう

主治医以外にも頼れる人はたくさんいる

患者さんが最も多く接するのは主治医でしょう。そのため、何かあったときは診察や治療の日まで待って主治医に伝えよう、と思うかもしれません。

しかし、主治医以外にも、患者さんを支える人たちはたくさんいます。**看護師や薬剤師、主治医以外の医師にも、悩みを相談して大丈夫です。**気軽に声をかけてください。

また、主治医と合わないと感じることがあるかもしれません。そんなときは、質問方法や苦痛の伝え方を変えることも大切ですが、看護師など誰でもよいので、話しやすい医療者に相談しましょう。

あらゆる痛みを和らげる緩和ケア

緩和ケアは、がんの治療に伴う体と心の苦痛、不安を和らげて生活の質を高めることを目的としています。**対象は、患者さんと患者さんを支える身近な人たちです。**

従来は、治療を行えなくなった人が行う終末期（ターミナル）ケアのイメージが強くありました。しかし現在は、すべての患者さんに欠かせないケアのひとつです。がんと診断された直後から始まると考えられています。

患者さんの苦痛は**トータルペイン（全人的苦痛）**と表現されるように、身体的苦痛、精神的苦痛、社会的苦痛、スピリチュアル的な苦痛など多岐にわたります（↓P22〜）。将来への漠然とした不安や気持ちのやり場について悩むことも、薬物療法の副作用のつらさも、緩和ケアの対象です。

緩和ケアは、療養生活を安心し

患者さんを助ける緩和ケアチーム

看護師

体や心の悩みを和らげ、生活の全般を支える。どんな悩みでも相談できる。

ケアマネジャー

ケアプランを組み立てるなど、在宅治療を受ける際にサポートする。

医師

主治医を中心に、治療の痛みや不安などに医学的に対処する。どんなことでも相談できる。

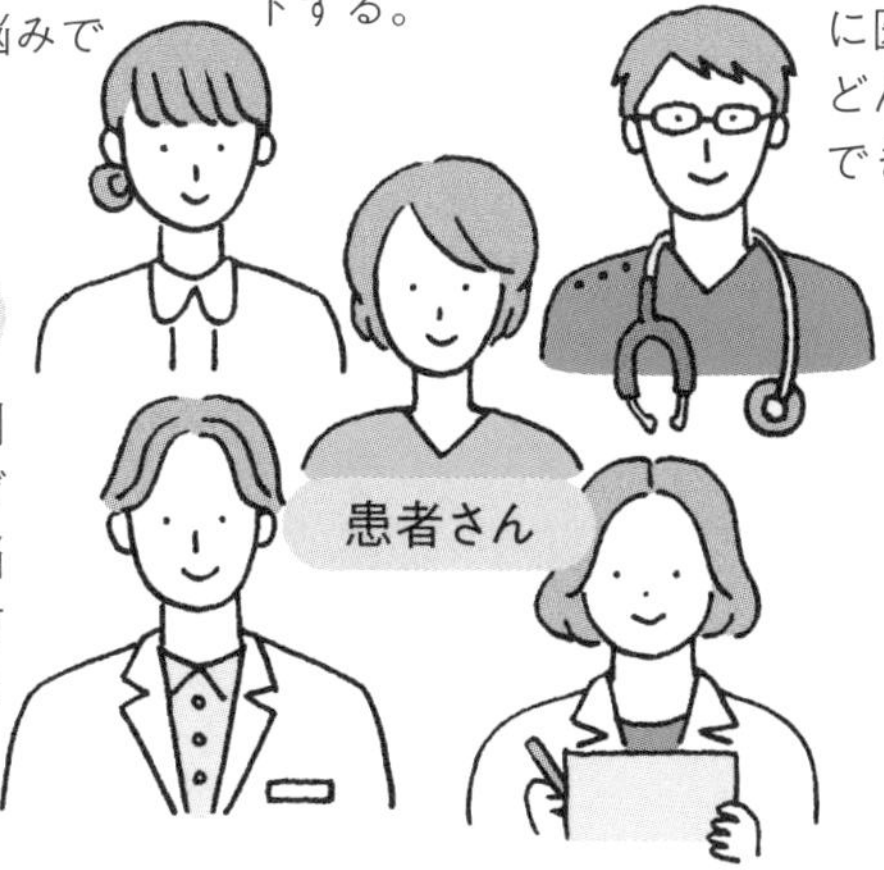

薬剤師

医師と協力して副作用などを和らげる。薬の不安や悩みを聞き、のみ方などをアドバイスする。

ソーシャルワーカー

経済的・社会的な悩みにアドバイスをしたり、退院・転院の際に支えたりする。

心理士

カウンセリングなどで、心理学の観点から心の不安を解消する。

管理栄養士

食事の工夫や栄養面でのアドバイスをする。

理学療法士

リハビリなどを通じて、身体的な悩みを解決する。

チームの中心は患者さん

いろいろな専門家が患者さんを中心にケアを行う。
そうすることで、一人ひとりに合ったケアができ、
円滑で効率的な医療が実現できる。

て続けるうえで必要です。病期には関係なく、自分が必要と感じたタイミングで利用することができます。

あらゆる専門家が支えてくれる

緩和ケアの窓口は、多くは「緩和ケア科」「緩和治療センター」などと呼ばれます。緩和ケアでは、チームで患者さんを支えます。

スタッフには身体症状の緩和に関わる医師（麻酔科、ペイン科など）、精神症状の緩和に関わる医師（精神科、心療内科など）などさまざまな分野の医師がいます。また、看護師や薬剤師、ソーシャルワーカーなどの専門職もいます。

患者さんの基本的な情報は、電子カルテなどを使って共有されるので、**どのスタッフに相談してもかまいません。**話しやすいスタッフをきっかけにして相談してみましょう。

自分も医療チームの一員として関わる

緩和ケアのチームの中心になるのは、患者さん自身です。困っていることや不安を解決するためには、自分について知ってもらうことが大切です。そのためにも、緩和ケアチームとのコミュニケーションを上手にとりましょう。

解決のためには、なるべく具体的に伝えることがポイントです。相談内容は、ときに個人的なものになるかもしれませんが、悩みを日頃からメモしておき、「いつから」「どんなときに」「生活にどれほど影響しているか」を伝えましょう。

先生、教えて

Q&A

家族も緩和ケアを受けられますか？

患者さんの家族のつらさも、緩和ケアの対象です。医療機関によっては、家族専門の外来（家族外来など）があります。つらいときは主治医に相談し、緩和ケアの利用を検討してみましょう。

緩和ケア・専門外来以外にも、家族が利用できる相談窓口や支援制度があります（→P70～）。

緩和ケアでは何でも相談できる

治療のこと

- 治療選択の悩み
- 薬への不安
- 主治医との関係について
- 薬の補足説明を聞く

など

気持ちのこと

- 再発への不安
- 気持ちの落ち込み
- 死への恐怖
- 生きる意味についての悩み

など

社会的なこと

- 仕事の悩み
- 周りの人との関係
- 子どもの世話について
- お金の不安

など

体のこと

- 副作用との向き合い方
- 食生活の不安
- 外見が変わることへの悩み
- 体を動かすことについて

など

先輩たちの体験談

主治医ではなく看護師に相談しました。

主治医と治療方針で合わなくて困ったとき、看護師に相談しました。

その結果、通院する曜日をずらすことで、主治医を代えることができました。思い切って相談してみてよかったと思います。

最初は余裕がなくて気づきにくいのですが、診察室には看護師もいます。看護師は医師の性格やくせもわかっているし、患者さんのこともよく見ています。そのことを知っておくと、相談しやすいですよ。

緩和ケアを利用する方法

緩和ケアを利用したいときは

緩和ケアは、乳がんと診断されたときからいつでも利用することができます。利用したいと感じたら、主治医や看護師など、誰に伝えてもかまいません。

治療がいち段落して通院の機会がなかなか訪れないときは、緩和ケアの利用について相談支援センターの電話相談窓口などで聞いてもよいでしょう。

患者さんや家族の様子をみて、主治医から緩和ケアの利用をすすめられることもあります。

通院で緩和ケアを受ける

「乳がんと診断されたことや乳房を手術したショック」「吐き気があるときの食事」「口内炎に対する口《こう》腔《くう》ケア」「医療費についての相談」などは通院で相談することができます。現在かかっている医療機関の主治医や看護師、専門職が対応します。

また、専門の**緩和ケア外来**もあります。専門外来がある医療機関は限られますが、**現在かかっていない医療機関でも受診できます。**希望する場合は、通いやすい医療機関で相談してみましょう。家族が相談することもできます。紹介状が必要かどうかは、ケアを受けたい医療機関に確認しましょう。

自宅で受けることもできる

通院が困難な場合や、自宅での緩和ケアを希望するときは、**在宅緩和ケア**を利用できます。

主治医や看護師のほか、ソーシャルワーカーや自治体の地域包括支援センターも情報提供を行っています。在宅ケアを利用したいときは相談してみましょう。

自宅で緩和ケアを受けるときは、主に在宅医や訪問看護師、ケアマネジャー、ホームヘルパーが担当します。

薬物療法の副作用などがひどいときには、短期集中的に入院し、副作用に対処する緩和ケアを受けることがあります。また、介護する家族の休息を目的として、患者さんが短期的に入院することもできます（レスパイト入院）。

乳がんが進行している場合や転移がある場合は、**緩和ケア病棟**に入院することもあります（→P156）。

緩和ケアには保険が適用される

緩和ケアにかかる医療費は、外来、在宅、入院で異なります。

治療中の医療機関で主治医に治療を受けながら緩和ケアを受ける場合は、合計の医療費に対して医療保険が適用されます。

在宅の場合、医師や看護師の訪問ケアには医療保険が適用されます。それ以外のホームヘルパーによるサービスや在宅ケア用品にかかる費用には、介護保険を申請することができます。

保険適用分の医療費自己負担金額が、1か月の一定限度額（年収区分別）を超えた場合、**高額療養費制度**が利用できます。そのほかにも、経済的な負担を軽くする制度があるので確認してみましょう（→P118）。

先生、教えて

Q&A

通っている病院に緩和ケアがありません。

医療機関によっては、緩和ケア専門の緩和ケア外来が整備されていないこともあるでしょう。しかし、その場合も、主治医が各診療科と連携して緩和ケアを行っている場合がほとんどです。専門外来がなくても、緩和ケアを受けたいときは主治医や病院の相談窓口に確認してみましょう。

また、院内の患者会などで、医師や看護師、医療職のチームが、ケアについての勉強会を開いていることもあります。

心の専門家に相談することも重要

カウンセリングで悩みや不安を治療する

　治療中や治療後に、悩みや不安を感じることは、正常な心の動きです（↓P54～）。しかし、自分では、それが正常な心の動きの範囲内なのかそうではないのか、判断するのは難しいと思います。

　不安や落ち込み、悲しみなどの感情は、日によって軽くなったり重くなったりすることもあります。また、動悸《どうき》やふるえ、発汗など体に症状が現れる場合もあります。

　悩みは抱え込まず、主治医や周囲の人に話を聞いてもらいましょう。話すことで自分の気持ちに整理がつき、負担が軽くなります。

　生活に支障があるときは、心の専門家に相談してみましょう。心の負担を軽くするために、まずは**カウンセリング**を受けます。カウンセリングでは、患者さんの話を聞きます。治療の不安や家庭・仕事の悩み、これからの生活のことなど、どんな話でもかまいません。「不安で仕方ない」「眠れない」など症状によっては、抗うつ薬や抗不安薬、睡眠導入剤などを処方して治療します。

先生、教えて
Q&A

何をどうやって話したらいいですか？

　カウンセリングでは、何を話しても、どうやって話してもかまいません。話したいことをまとめたり、準備したりしていかなくてもよいのです。カウンセラーはあなたの話を聞き出してくれることでしょう。気軽に専門家を受診してみましょう。

心の不調も適切な治療で治すことができます。迷わず心の専門家への相談を検討してみましょう。

心の専門家はたくさんいる

心の専門家には、精神科医や心療内科医のほかに、精神腫瘍科医（サイコオンコロジスト）や臨床心理士、公認心理士がいます。とくに、精神腫瘍科医はがんと心の関係にも詳しく、がん治療後も含めたがんと心の関係を扱います。

カウンセリングを受けるときは通いやすい場所にあり、自分と相性が合うと感じれば、どこでも大丈夫です。もともと通院している場所があればそこでよいでしょう。

新たに通院するなら、できればがんについての知識も持つクリニックを探すと安心です。

ピア（仲間）に相談することもできる

ピアとは、同じ経験をした立場にいる仲間のことです。乳がん体験者やその家族が仲間同士で体験を共有し、支え合うことを**ピアサポート**といいます。患者会も、同じ体験を共有する仲間が集まる場のひとつです（→P66～）。

一部の病院では、傾聴や支援に関する一定の研修プログラムを受けた**ピアサポーター**がカウンセリングや相談を行っています。

自らの病状が安定し、体験からの学びによって、同じ仲間を支えたいと希望する場合は、自治体などが実施する研修を受けてピアサポーターになることができます。

先輩たちの体験談

プロに話を聞いてもらう大切さがわかりました。

私は主治医のすすめでカウンセリングを受診しました。それまでは、友人に話を聞いてもらっていましたが、何度も話すうちに、次第に友人がつらそうになっていくのが伝わってきてしまったんです。

カウンセリングで話を聞いてもらううちに、自分の気持ちを整理することができました。やはり専門家は違いますね。

必要ないと思われる人もいるかもしれませんが、自分にとっては大切なことだったと実感しています。

患者会やSNSで仲間を見つけよう

仲間がいると心強い

乳がんの治療は、長期間にわたります。治療を受けた乳房のことなどを考えると、最も身近にいる家族や友人、医師や心の専門家に話をしても「わかってもらえているだろうか」という不安がついて回ることがあります。

そんなときは、乳がんを経験した「ピア（仲間）」の存在が支えになります。

同じ病気の経験を持つ仲間同士でしか話せない、経験にもとづいた生活の工夫や知恵、具体的な治療についての本音で、共感や学びを得ることができるでしょう。

悩みや不安があるときだけではなく「おしゃべりしたい」から訪れる。「情報交換」のために訪れる。そんな場がひとつでも見つかれば、療養生活の大きな支えになることでしょう。

自分に合った患者会、SNSを選ぶ

患者会は、リアルで開催される会のほか、オンラインで開催される会などがあります。**それぞれに**

先輩たちの体験談

同じ立場の人と話して初めて心から涙が出ました。

たまたま同じ治療をしていて、主治医も同じ人と患者会で会う機会がありました。当事者にしかわからないつらさとか痛み、苦しみをわかち合えて、それから交流が始まりました。今でも一緒にランチへ行きます。同じ立場の人と話ができて、気持ちが楽になるし、本音で話して涙することもできました。

理念や参加者の背景などに特徴を持っています。女性だけの会が苦手、年齢層が違うような気がするなど、敷居の高さを感じるかもしれませんが、一度思い切って門を叩き、体験してみてはいかがでしょうか。

　また、匿名で参加できるSNS上でのコミュニティも数多くあります。集まりや積極的な発言が苦手でも、SNSなら、仲間の投稿に励まされたり、共感したりすることがあるかもしれません。

　一方、SNSでは目に見えない相手との炎上の可能性も考えられます。また、**特定の医療ばかりすすめる団体に対しては注意が必要**です。情報をうのみにせず、ほどよい距離感で自分に合ったつき合い方を心がけましょう。

　まずは、本書の情報ページを参考にいろいろな患者会やSNSのホームページを見てみましょう（→P168）。患者さんだけではなく、患者さんを支える家族のための場もあります。通院中の医療機関や自治体の情報サイトなど、信頼できるもので探すこともできます。

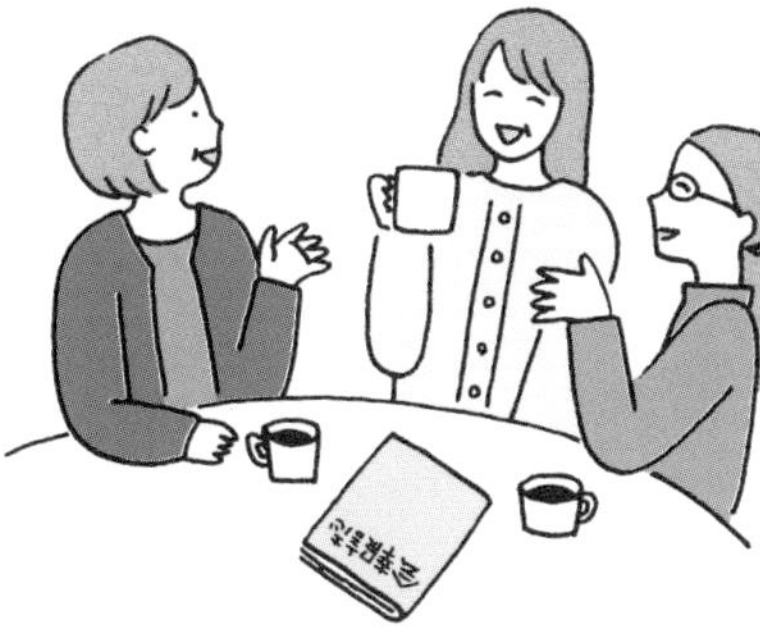

患者会では、悩みや情報を話す以外にも、会報誌を作成したり、イベントを開催したりすることも。

先生、教えて

Q&A

社会的な活動に興味があります。

　がんの患者会は、通院中の病院などに設けられていることも多いので、まずは参加してみてはどうでしょうか。

　そこから派生的に活動を立ち上げる人も、研修を受けてピアサポーターになる人もいます。

　ボランティアなどの社会活動を長く続けるコツは、頑張りすぎないことです。活動には反応が伴うもの。ゆっくり続けるとよいでしょう。

気持ちを正直に話せる場所をもとう

正直な気持ちに向き合うことが大切

乳がんの治療が始まって以降、患者さんの心に浮かぶ気持ちは、必ずしも表に出せるものばかりではないでしょう。自分自身の本当の気持ちに向き合えない時期もあると思います。

しかし、自分の本当の気持ちを隠し続けるのは苦しいものです。心が限界を迎えてしまう前に、悔しさ、もどかしさに対して毒を吐き、弱音を吐き、泣き言を吐く。そうすることで少しずつ気持ちが落ち着き、自分と向き合う第一歩になることでしょう。

気持ちに向き合う場所や方法は何でもOK

自分の正直な気持ちをぶつける相手は、家族、友人、患者会、SNSなど、どこでもかまいません。直接、あるいは電話やメール、手紙など自分なりの方法でよいでしょう。

また、地域のがん診療連携拠点病院に設置されているがん相談支援センターでは、通院していなくても直接あるいは電話などでさまざまな相談をすることができます。このほか、**がん相談ホットライン**のコールセンターでも電話相談が利用できます（↓P166）。

本音を言える場所や方法をひとつでも見つけておくとよいでしょう。もちろん複数を使い分けてもOKです。

「心配をさせたくない」「気をつかわせたくない」という思いから、親しい人にこそ本当の気持ちを知られたくない場合もあるでしょう。そんなときは、患者会やSNSのほうが本音で話しやすいかもしれません。

しかし、乳がんという共通項以外、年齢や仕事など背景はさまざま。自分と相手を比較してよく見せたり、反対に悪く見せたりと、知らずしらずのうちに対外的な自分になって、本音を隠してしまうこともあります。同様に、ＳＮＳ上の他人のブログや日記もその人の本音や真実とは限りません。真に受けすぎないようにしましょう。

日記をつけるのもよい

誰かに話すことが難しければ、日記をつけてみましょう。

ノートやパソコンなど自分に合う方法で、口には出しにくい「死へのおそれ」「自分がいなくなることへの不安」「家族への想い」を書くと、気持ちの整理がつくこともあります。気持ちに限らず、医師からの説明や、費用、今後の治療計画、体調変化なども備忘録として記録しておくとよいでしょう。

治療が続いている間は張り詰めていた気持ちが、治療の終わりとともに途切れて、気力が尽きてしまうことがあります。治療が終わった後の生活をこれまでとは違うものと感じ、どうしたらよいか迷う人も多くいます。そんなとき、日記を書き続けることで、人生を見つめ直すきっかけになることもあります。

●日記でも無理はしない

ただし、日記は毎日書かなくてはいけないものでも、すべての出来事を書かなくてはいけないものでもありません。あまり気負わず、フリースタイルで続けましょう。

先輩たちの体験談

何年経っても怖くて当たり前。

何年経っていても、定期検診が近づくたびに「怖いな」「嫌だな」と思うものです。手術した胸がズキズキ痛むこともあります。最近はようやく、「私は死ぬかもしれないと考えたことがある。怖くても当たり前だ」と開き直れるようになりました。こんなふうに考えられるまでには、ずいぶん長くかかりました。「前向きに生きなきゃ」とか、「ちゃんとしてる人もいるのに」なんて、思わなくていいと思います。誰かと比べないことも大切ですよ。

家族や周りの人を支える制度もある

患者さんの家族も患者さん

患者さんを支える身近な家族、パートナーは、患者さん同様、大きなショックを受けています。ストレスで不安や落ち込みを感じ、精神的にも身体的にも不調が出ることがあります。また、これまでの生活や家庭内での役割に変化があり、それが悩みやストレスにもつながります。

患者さんの家族は、診療への同行では医師の説明を冷静に受け止めるように求められます。さらに、周囲からは支えてと言われ、家族自身も支えなければと感じて、患者さんの状況や気持ちを理解しようと努めていることでしょう。

一方で、患者さんを支えるためにしっかりしなくてはと弱音を吐けなかったり、何か自分に原因があったのではないかと自分を責めたりと、**家族が追い詰められてしまうことも珍しくありません**。

こうした家族やパートナーのストレスには、ときに専門家のケアやサポートが必要です。このため、乳がんの患者さんの家族は、**第二の患者**と呼ばれます。

つき添いではなく相談へ行ってみよう

患者さんの家族に求められるのは、「患者さんの気持ちや希望を理解、尊重する」「情報とうまくつき合う」「家族が自分自身も大切にする」の3点です。

家族に対するケアやサポートは特別なことではないので、遠慮せず、患者さんの主治医や看護師、がん相談支援センターなどに伝えましょう。弱音を吐き出し、解決することが、患者さんをしっかりと支えることにもつながります。

家族を支える制度

心がつらいとき、相談したいとき

支援センターなどに相談する

がん相談支援センターや主治医、看護師などは、患者さんだけでなく、患者さんを支える人たちの相談も受けている。

患者会やサロンに参加する

患者会やサロンには、患者さんと一緒に家族も参加できるものがある。同じ悩みを持つ人と話したり、体験談を聞いたりすることができる。

子どもを支援する

ホープツリーのサイトを見てみる

ホープツリーとは、おもにがん患者の子どもを支援する団体のこと。ホームページから子どもと接する際のアドバイスなどを参照できる（→P167）。

仕事を休みたいとき

介護休暇・休業を検討する

仕事を休んで、患者さんを支えたいと思うときは、介護休暇・休業を使用できないか確認してみよう（→P125）。勤め先によって制度内容は異なる。

先生、教えて Q&A

本人にどう接したらよいのかわかりません。

患者さんの家族が「支えたい」と思っても、患者さん自身が遠慮していたり、心配させまいと何も言わなかったりすることもあります。

まずは患者さん本人の気持ちを上手に聞くことが先決です。どうしたいか、どうしてほしいか、そのつど話し合ってみましょう。無理に意見せず、黙って寄り添う優しさ、話に耳を傾ける優しさもあります。

コラム

パートナーががんになってつらいとき、ぜひ相談してください。

周囲の人のなかでも、とくにパートナーの支えが大切です。それは、治療以外にもたくさんのことを2人で考えなければならないからです。

妊娠・出産を予定するのか、予定する場合はどうするか、子どもが幼い場合はどうケアするか、乳房再建後の感覚の違いやアピアランスの変化をどうフォローするかなど、パートナーにしかできない支えが多くあります。

こうしたなかで、パートナーが追い詰められてしまい、適応障害になることは少なくありません。そうした方への医療サポートは、乳がん治療において今後の大きな課題のひとつです。

つらいときは遠慮なく相談してください。患者さんの主治医や看護師はもちろん、がん相談支援センターやがん相談ホットラインなどが相談を受けつけています（→P166～）。

＼どんな悩みでも相談できる／

- 何と声をかけたらいいのか
- パートナーが心配で不安
- 働きながらパートナーを支えていくにはどうしたらいいのか
- 家事や育児の悩み
- セックスの悩み　など

主治医や看護師、支援センターや電話相談サービスに相談してみよう（相談先はP166参照）。

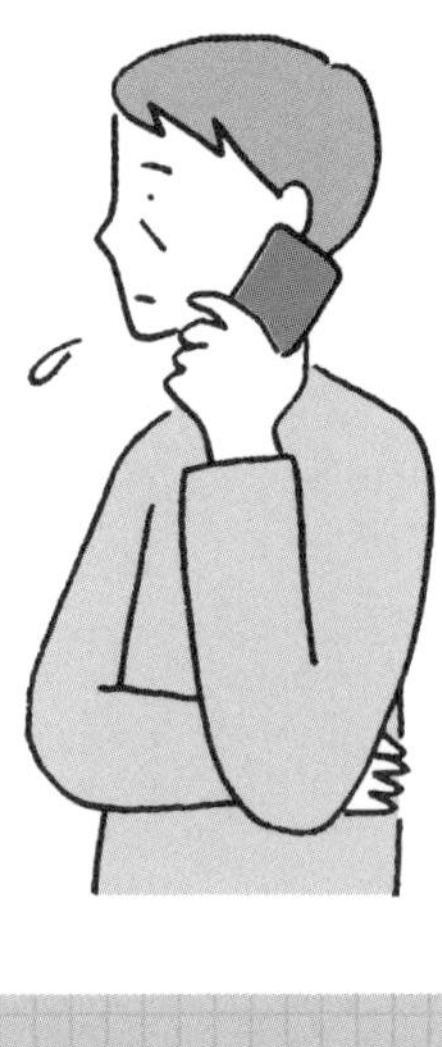

第3章

外見の変化による苦痛を軽減する「アピアランスケア」

アピアランスケアって何？

治療による見た目の変化をケアする

アピアランスケアとは、がんの治療や副作用による外見の変化にグッズなどを使って対処することを指します。患者さんの心の負担を軽くするサポートのひとつです。患者さんがアピアランスケアを行うことで、人の目が気になる、自分の姿に違和感があるなどの心の負担が軽くなり、**社会生活を円滑にする効果**が期待できます。

アピアランスケアは脱毛、肌や爪の変化、顔の色味の変化、体重の増減など、あらゆる外見の変化が対象になります。

必要かどうかや必要なものは人それぞれ

アピアランスケアで気持ちが軽くなり、自分らしく生きることや、社会生活を送りやすくなるなどプラスに働く人がいる一方、「がんになっても綺麗にしなくてはいけないのか」「隠さなくてはいけないのか」と負担に感じる人もいます。

副作用の現れ方も人によって異なるので、アピアランスケアの取り入れ方は個人の自由で、方法に決まりはありません。

まずはアピアランスケアについて相談できる場所があり、できる対策があることを知っておきましょう。ご自身が必要だと思うタイミングで取り入れればよいものです。

近年はアピアランスケアへの理解が深まり、医療機関によっては、メイク教室を行ったり、ウィッグの展示を行っていたりする場合もあります。また、補整下着や補整用パッド、ウィッグに助成金制度を設ける自治体も増えつつあります（→P112～）。

アピアランスケアでできること

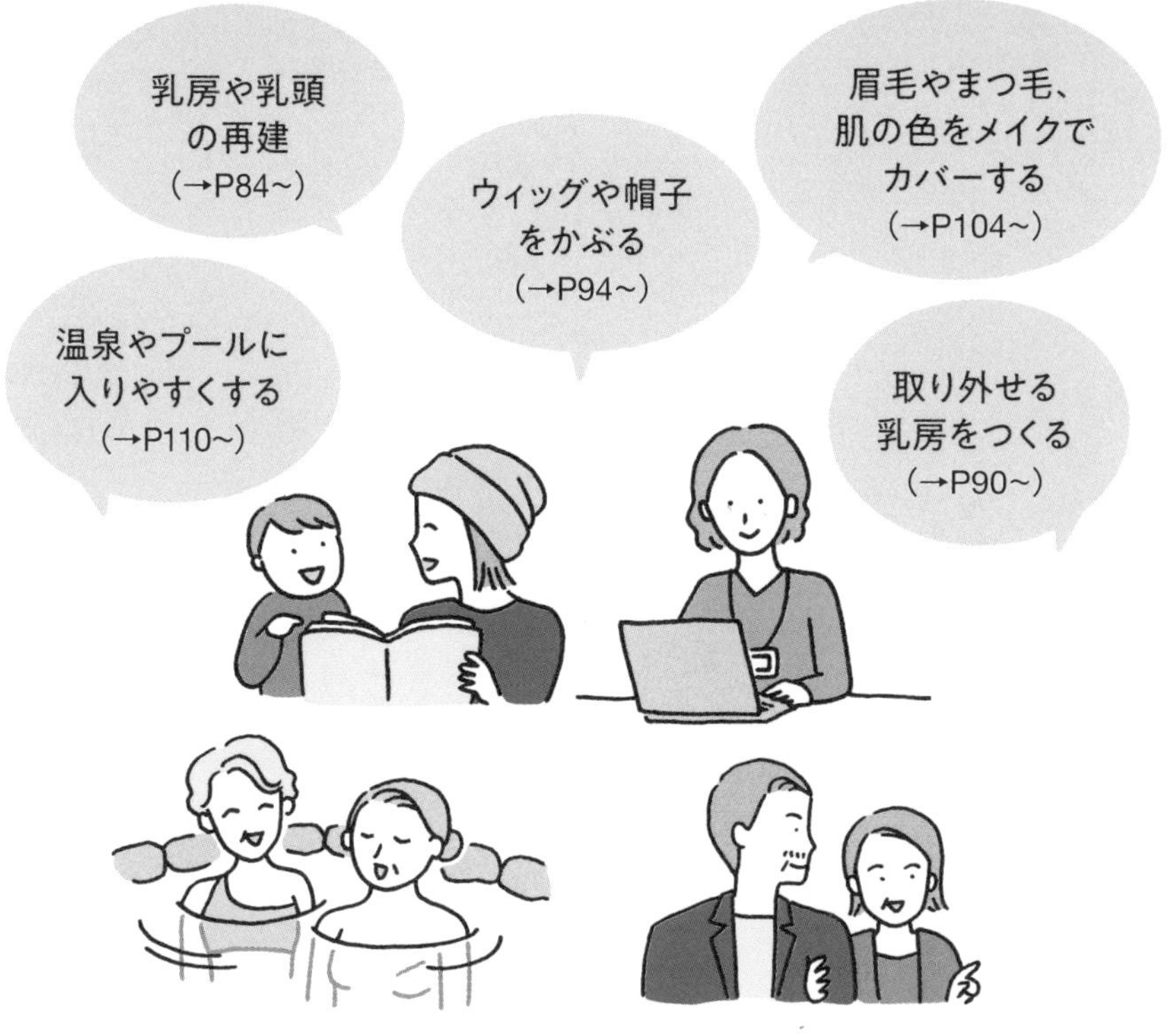

アピアランスケアの目的は

よりよい社会生活の手助け

治療中だからといって、家にこもったり、人目を避けたりする必要はない。アピアランスケアでは、患者さんが社会生活を楽しみ、よりよい生活ができるよう後押しする。

●アピアランスケアについて相談したいとき

がん相談支援センターやアピアランスケア支援相談センターなどに相談ができる。もちろん主治医や看護師に相談してもよい。

スキンケアで、治療中の肌トラブルを防ぐ

治療中は肌が弱っている

放射線療法や抗がん薬治療、分子標的薬治療では、皮膚のバリア機能が衰えて、肌トラブルに悩む人が多く見られます。リンパ浮腫《ふしゅ》でも、皮膚が薄くなることにより肌トラブルが起こりやすくなります。また、爪に症状が現れることもあります。

多く見られる肌トラブルに、皮膚の乾燥が原因のかゆみや湿疹、感染症や色素沈着などがあります。治療によっては手足症候群による手足の皮膚の腫《は》れや赤みなどがあり、痛みを伴うこともあります。

現れる症状は治療によって異なります。自分の治療では、どんなトラブルが起こる可能性があるのか、主治医に確認しましょう。

基本的なスキンケアで副作用や後遺症を予防

肌トラブルを予防するには、**正しいスキンケア**が基本になります。基本的な正しいスキンケアは、「清潔にする」「刺激を避ける」「保湿をする」の3つです。

顔や体を洗うときには、肌を強くこすらずに、泡洗いなどを心がけます。洗い残しがないようにしましょう。

食器洗いやガーデニングをするときは、保護手袋を使うとよいでしょう。刺激には、洗浄剤やゴシゴシこする以外にも、衣服の刺激、紫外線によるものも含みます。シャワーの温度や強さが刺激になることもあるので調整しましょう。

保湿はとくに肌トラブルを防ぐために大切です。市販の保湿剤や保湿化粧品を使い、爪も含めて全身たっぷりとムラなく保湿しましょう。

スキンケアで予防できること

乾燥

治療中は皮膚や爪、とくに、放射線を当てた箇所が乾燥しやすい。保湿で乾燥を防ぐことが、感染症や色素沈着などを防ぐことにもつながる。

皮膚炎

顔や首、腕、背中などに乾燥性の皮膚炎や皮疹(赤いぷつぷつなど)が起こり、かゆみを伴うことも。予防と軽症のうちはスキンケアで改善できる。

感染症

治療中は感染症のリスクが高い。保湿することで、肌が傷つきにくくなったり、肌のバリア機能を高めることができ、感染症予防になる。

リンパ浮腫

保湿によって、蜂窩織《ほうかしき》炎《えん》（→P48）によるリンパ浮腫の発症を予防できる。また、こまめにスキンケアをすることで、早期発見にもつながる。

手足症候群

抗がん薬の副作用のひとつ(→P34)。手のひらや足の裏にしびれや痛み、腫れ、かゆみなどが起こる。症状が出ても軽いうちは保湿で改善する。

色素沈着

抗がん薬の副作用のひとつ(→P33)。手のひらや足の裏、爪、歯に現れることが多い。日光に当たると症状が強くなるので、日焼け止め対策が大切。

先生、教えて
Q&A

スキンケア用品は何を使ったらいいですか？

スキンケア用品は、新しく買いそろえたり、低刺激や敏感肌用に替えたりする必要はありません。医療機関で処方されたもののほか、自分が使いやすいもの、好きな香りのものを選びましょう。

ただし、アルコールを含むものは、乾燥が悪化するため気をつけます。保湿剤は、油分を含むものや紫外線を防止できるものを、朝と日中に使うのがポイントです。

とくにケアしたいところとそのポイント

顔

化粧水、乳液などを使って保湿しよう。色素沈着が気になる場合は、メイクでカバーする（→P104～）。

胸

手術の傷あとを重点的にケアする。キレイに洗ってから保湿をすることで、傷あとが残りにくくなり炎症リスクを下げることができる。

腕

リンパ浮腫《ふしゅ》の発症リスクがある場合は、強くこすったり押したりしないように注意する。

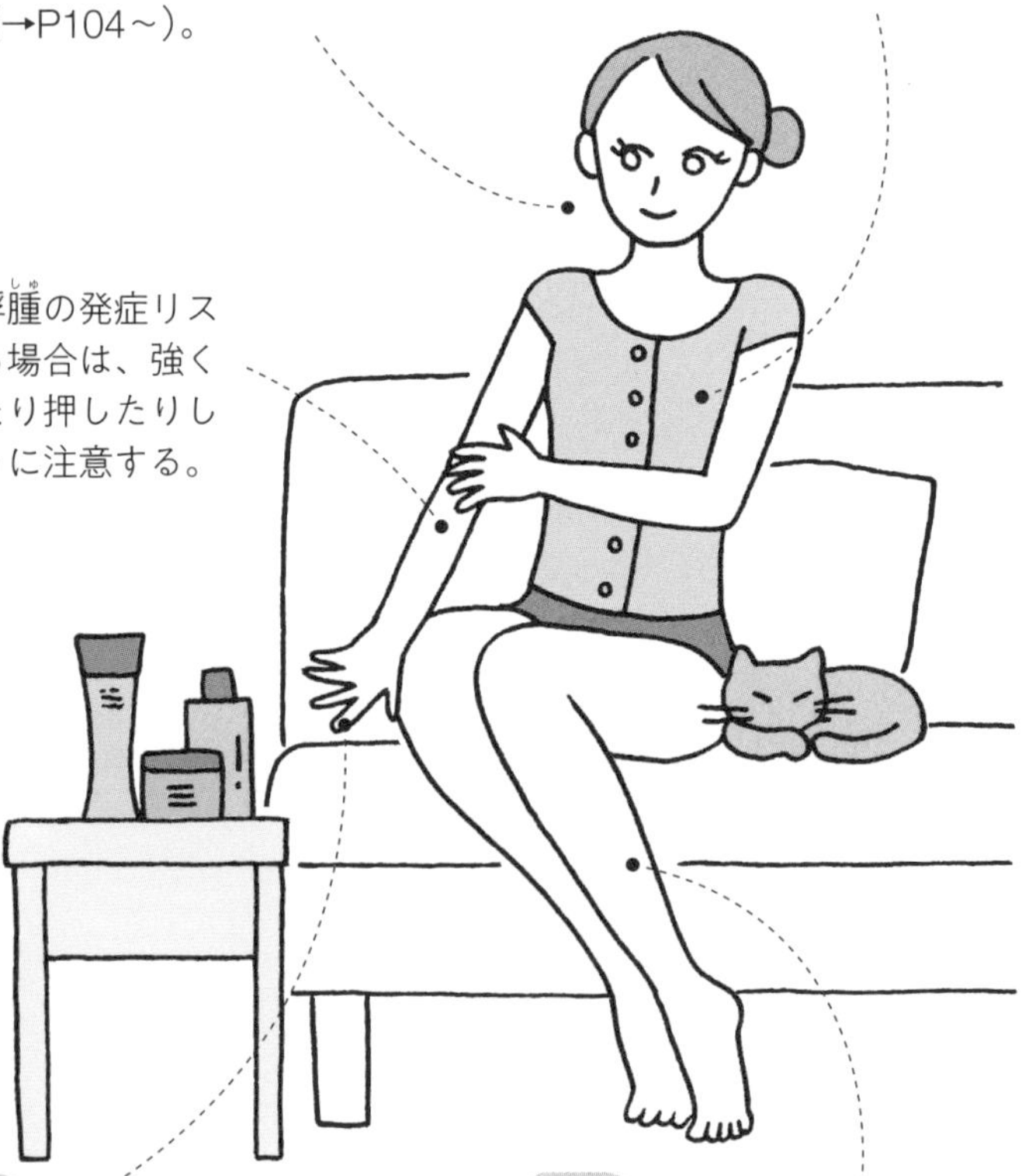

爪

ハンドクリームなどで保湿することで、色素沈着やひび割れを防ぐ。ネイルなどをして補強してもよい。

手足

手足のしびれや痛みがあるときは、保湿することで緩和できる。足の裏は保湿後に滑らないよう就寝前に保湿するのがよい。

悩みがあれば専門医に相談する

肌トラブルにがまんは禁物です。スキンケアは体に害のない予防対策ですが、あくまで保湿どまりです。症状に対処するには自己流ではなく、皮膚科を受診しましょう。ステロイド薬や抗菌薬、かゆみを抑える抗ヒスタミン薬など症状に適した薬を処方してもらいます。症状によっては、専門的な治療が必要になることもあります。異常を感じたら放置しないで受診しましょう。

一方、肌のトラブルのうち、**手術の傷あとがなかなか消えないときは、形成外科との連携で解決することがあります。**一度相談してみましょう。

先生、教えて

Q&A

ネイルはしても大丈夫ですか？

結論から言えば、爪が割れているとき以外は大丈夫です。爪を補強して気分も上げましょう。

手足の爪のトラブルには「もろくなる」「欠けたり割れたりしやすくなる」「出血する」「変色する」などがあります。

対策の基本は、肌と同様のスキンケアです。爪を切るときは、入浴後に爪やすりを使って整えるとよいでしょう。

爪がもろくなっている場合はテーピングやネイルをして補強するのが効果的です。マニキュアのほかにも、貼るだけで使えるネイルテープや接着剤でつけて何度でも使えるネイルチップもあります。爪の変色時にも、使うとよいでしょう。

マニキュアを取るとき、除光液を使うと爪が乾燥します。使用頻度を少なくするために、ベースカラーやトップコートを使ってネイルを長持ちさせましょう。お湯で落ちるタイプのマニキュアもおすすめです。

ただし、爪表面を削る「ジェルネイル」は、トラブルにつながることがあるため、積極的にはおすすめしません。

手術後の下着はラクなものに

回復に合わせて下着を替える

　下着、とくにブラジャーは傷あとの回復や体力の回復による活動量の変化、再建手術の段階などに応じて替えていきます。そのため、それぞれの段階で、下着選びのポイントは異なります。

　手術直後に使う下着には、手術によってできた傷を保護するという大きな目的があります。また、乳房を手術したことによる体の左右差のバランスを整える役割もあります。ブラジャーとパッドを組み合わせて活用し、左右の乳房の形を補正したり体のバランスを保ったりしましょう。

　バランスがよくなると、傾きがちな体の重心が正され、姿勢も改善されます。また、自分のボディーイメージを整えるのにも役立ちます。今後の生活に向けて、肯定的なボディーイメージを持つことは大切です。

　下着選びは、着用しているときの心地よさだけではなく、気持ちにも影響します。機能に加えてデザインや色も重要な要素です。ぜひ自分に合った下着を見つけてください。

しばらくは手術・入院のときの下着でOK

　手術後、しばらくの間は痛みや肌トラブル、圧迫の負担が少ない、つけていてラクで快適な下着を選びましょう。

　入院前、多くの患者さんが「前開き・面ファスナー式・ノンワイヤー・柔らかい素材」など、病院から指定された下着を準備します。退院後、傷が痛むうちは、同様のタイプを使用すればよいでしょう。

　背中に手を回すのがつらい場合

や検査の日には、前開きがおすすめです。放射線治療を行うときはマーキングが下着につくため、汚れてもいいものや、黒など色の濃いものがよいでしょう。

術後落ち着いてからはホールド力のあるものに

術後1〜2か月を過ぎると、活動量も増えてきます。ラクなタイプの下着では、ずり上がりや肩ひものずれが気になることがあります。手術していない乳房の形を保つためにも、伸縮性があり、アンダーを支えるホールド力のある下着がよいでしょう。

ただし、乳房再建中は下着に指定があるため医師の指示に従います。乳がん専用下着には、術後用、再建用などさまざまな特徴を持つ商品があります。できるだけ試着して検討しましょう。

[術後間もないとき]

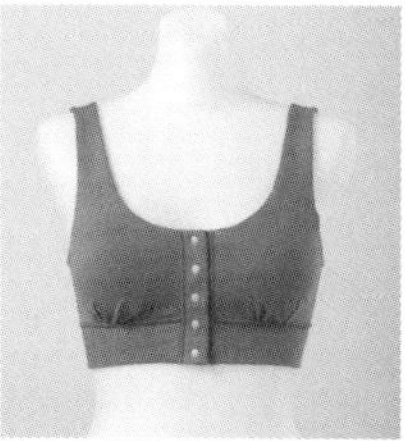

写真提供：セシール

前開きで柔らかい素材のものに。縫い目が肌に触れないものがよい。

[術後しばらく経ってから]

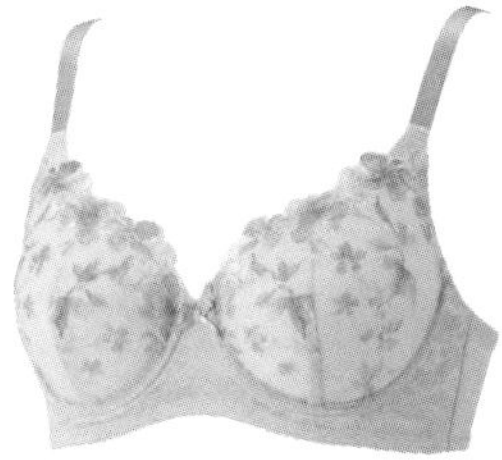

写真提供：ワコール リマンマ

ワイヤーがない、もしくは柔らかいものがよい。

先生、教えて Q&A

今までの下着はもう使えませんか？

刺激や締めつけの少ないタイプであれば、これまで使っていたブラジャーなどを使える場合があります。パッドで手術後の乳房の左右のバランスを調整して使いましょう。

ワイヤー入りのブラジャーも、痛みや腫《は》れが落ち着いてから使用できます。捨ててしまわずに持っておくとよいでしょう。使用を再開するタイミングは主治医に確認します。

パッドも、形や素材でさまざま

シリコン

ブラジャーの中に入れるタイプのほかに、肌に貼るタイプもある。重さがあり、軽いパッドよりずれにくい。さまざまな重さのものがあるので、自分に合ったものを選びたい。

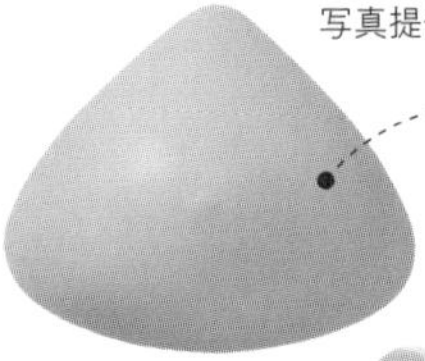

全摘向き

写真提供：ワコール リマンマ

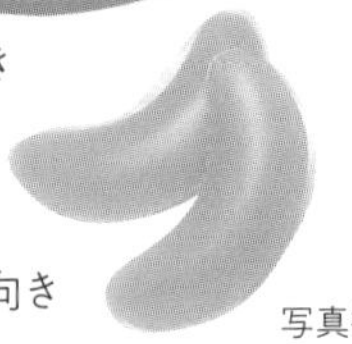

温存向き

写真提供：アボワール

温度調整機能がついたものも!

シリコンの内側に温度を調整できる特殊素材がついている。熱を吸収・放出して快適な温度を保つ。

ウレタンや綿入り

基本的にブラジャーの中に入れて使う。軽量でお手頃な価格のものが多い。ハサミで好きな形にカットできるものも。そのほか、ジェルやスポンジ製のものもある。

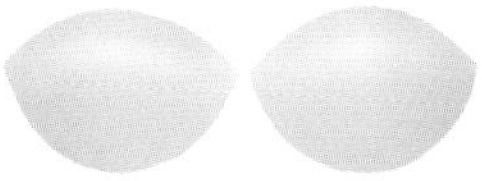

写真提供：アボワール

＼ ハサミで切れる ／

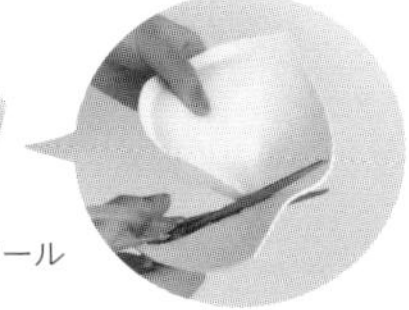

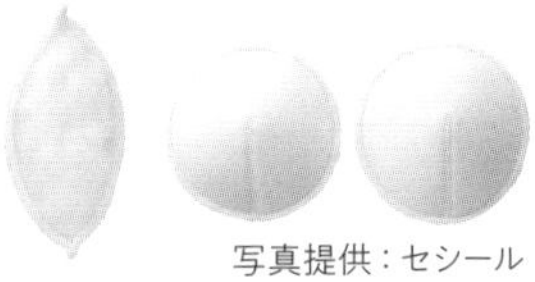

写真提供：セシール

ブラジャーとパッドで自分の乳房に合わせる

乳房の左右差を補うには、ブラジャーとパッドを組み合わせて使用します。パッドには、通常よく見かけるウレタンやコットン製の軽量パッドや、シリコン製があります。

　軽量パッドは、手術後の傷が痛む間や、重みが負担に感じるときに向いています。乳房の形によって重ねて使うこともできます。また、素材によって通気性、洗いやすさなどに特徴があります。

　シリコン製パッドには、適度な重みがあり、体の左右のアンバランスを補整するのに役立ちます。温存手術用、全摘手術用の商品があり、肌に密着させるタイプもあります。自分の乳房のサイズに合わせて入手できます。

悩みに合わせて さまざまな商品がある

ブラジャーやパッド以外にも、患者さんが自由に活動するうえで役立つ商品の開発が進んでいます。着脱式の人工乳房は、肌に接着させて使います（→P90～）。傷あとをカバーし、温泉などで着用したまま入浴できる専用入浴着（バスタイムカバー）は、使用できる公共施設も増えつつあり、認知が高まってきています（→P110～）。

また、手術後もスポーツが楽しめるように、スポーツ用の下着や水着もあります。

[腕が上がらないとき]

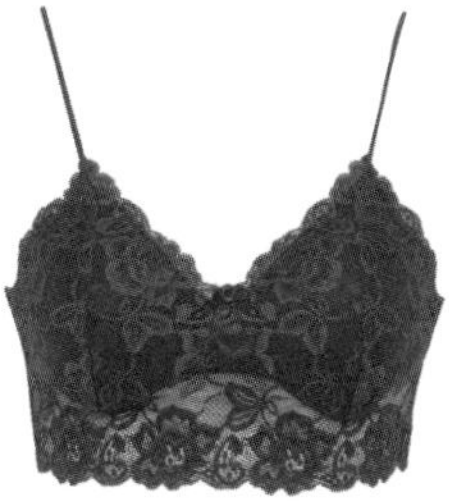

写真提供：アボワール

ホックがないインナーなど、足からはいて着ることができるものが便利。

[手術側だけが気になるとき]

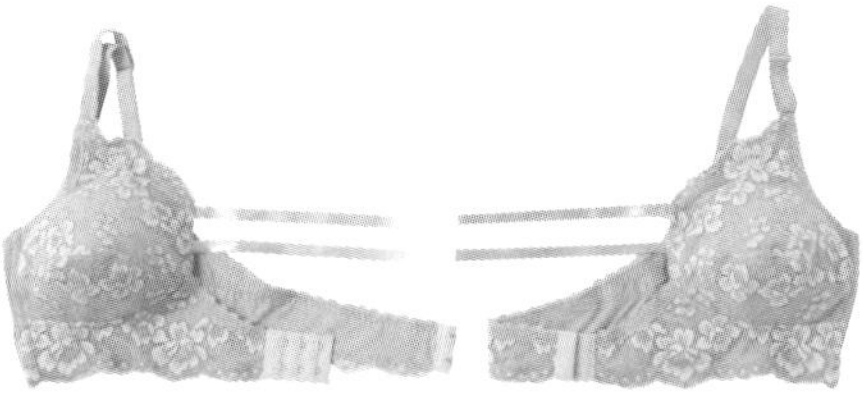

写真提供：ブライトアイズ

左右で分離できるブラジャー。片側だけつけたり、左右で違うアンダーにできたりしてずれにくい。

先輩たちの体験談

パッドは切ったり タオルを丸めたりして 代用しました。

その昔、親戚が手術を受けたときには、これまで使っていた下着にパッドをたくさん重ねたり、布を詰めたりして調整したと聞いています。

今は、乳がん専用の下着も種類やデザインが豊富になりましたが、値段は高めです。

一般用の下着で手術した乳房としていない乳房のどちらにも合うものを探すのは大変ですが、私はかわいい下着が大好きなので気分に合わせて替え、パッドを自分でつくったり、タオルやくつ下で代用したりして楽しんでいます。

乳房再建のメリットとデメリット

手術で乳房を取り戻す

乳房再建とは、手術で切除した乳房に代わる乳房を、手術によってつくり直すことです。温存療法で左右非対称になったときも行えます。また、再建手術が乳がんの再発発見の遅れや、再発率の高さに影響することはありません。

再建時期は2通り。「乳がんの手術と同時に再建を行う」一次再建と、「乳がんの手術や治療終了後、日を改めて再建を行う」二次再建です。

一次再建は手術回数が少ないため、体への負担や費用負担が少なく、乳房の喪失感を感じにくい方法です。一方、二次再建は手術回数や費用負担が増えますが、がんの治療を優先させた後、再建するかどうかや、再建を行う医療機関についてゆっくり検討できます。

乳房再建は、乳がん治療の一環です。このため、乳がんの知識を備えた形成外科の医師が担当します。医療機関を選ぶときは、**日本乳房オンコプラスティックサージャリー学会**の「実施施設認定」が参考になります（↓P169）。

再建の方法は2種類ある

乳房再建には、再建する素材によって**自家組織再建**と**人工物（インプラント）再建**があります（↓P86〜）。

抗がん薬治療中は、免疫力が落ちるため、一般的には治療を優先させますが、ホルモン療法中は再建を行うことができます。一方、放射線治療後は皮膚周辺の組織がやけどのように影響を受けるため、人工物再建は難しくなり、十分な相談が必要です。

再建すると生活の不便さを解消できる

乳房再建によって、左右の均等な膨らみを取り戻すと、外見からくる悩みのひとつが解消されて乳房の喪失感が和らぎます。

また、「左右の形が違うために肩が凝る」「バランスがとりにくい」「胸元のあいた服が着られない」など、日常的に感じる不便さや不自由さ、「温泉など人目が気になって行けない」など行動が制限されるストレスが解消され、QOL（生活の質）の向上に役立ちます。

一方、再建を選ばず、これまで紹介したようにブラジャーとパッドで左右のバランスをとることもできます。また、フラットな状態のままを選択する方もいます。

乳輪と乳頭も再建できる

乳輪と乳頭の再建は、乳房再建手術後、別途行われます。

手術していない乳房の乳輪を部分的に移植したり、医療用タトゥーで皮膚を立体的に色つけしたりして再建します。このほか、皮膚の一部を使って形作る「局所皮弁《ひべん》法」もあります。

[局所皮弁法（スターラップ法）]

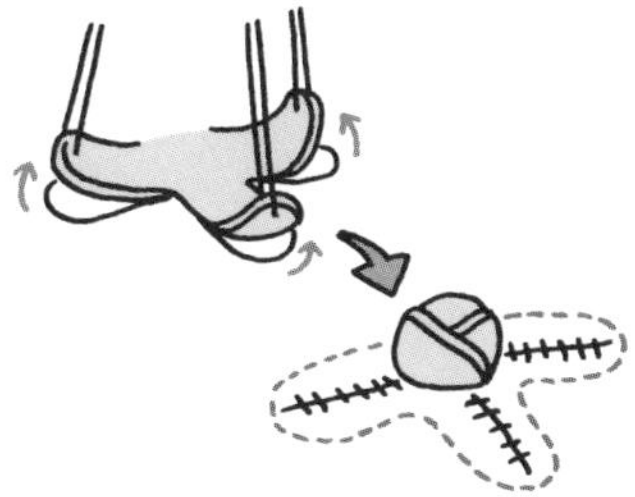

医療用タトゥーで色をつけたあと、皮膚を星形に切って中心に丸めて乳頭を再建する。

合併症などのデメリットもある

自家組織再建でも人工物再建でも、再建手術の合併症で感染症が起こり、皮膚や脂肪組織が壊死《えし》する場合があります。その場合、人工物再建では手術のやり直しを検討します。自家組織再建では再手術ができません。

将来的に手術していない側の乳房が下垂すると左右アンバランスになる可能性や、人工物再建では長期間使用での劣化による入れ換え、自家組織再建では、傷が増えるなどのデメリットもあります。

再建するときは、費用や体への負担も考えたうえで、時期や方法を決めましょう。

自分の体の一部を使う「自家組織再建」

自家組織再建の特徴

メリット	温かい乳房が再建できる 経過観察が不要
デメリット	体への負担が大きい 手術をやり直せない 傷が増える

自分の皮膚や脂肪、筋肉を移植する

自家組織再建で移植する組織のことを**皮弁**《ひべん》と呼びます。代表的な移植方法のひとつが**有茎**《ゆうけい》**皮弁**《ひべん》で、お腹（腹直筋《ふくちょくきん》皮弁）や背中（広背《こうはい》筋《きん》皮弁）の皮膚と脂肪、筋肉に血管をつなげたまま乳房へ移植します。

一方、皮膚と脂肪および脂肪に栄養を送る細い血管だけを移植する**遊離**《ゆうり》**皮弁**（**穿通枝**《せんつうし》**皮弁**）もあります。太もも（遊離大腿内側皮弁）などの移植する組織と胸の血管を顕微鏡下でつなぎます。

自家組織再建の利点は、温かい血が通ったもとの乳房と同様の柔らかさを取り戻せることです。一方、傷口は大きく、入院日数や体の負担も増えます。また、基本的に再手術はできません。乳がんが再発すると、再発側の乳房を再び自家組織で再建するのは難しくなります。

移植した筋肉は使われないことで縮み、脂肪は体重の増減とともに変化する可能性があります。そのため、再建後に乳房の大きさが変化することがあります。

自家組織再建には２種類がある

お腹から再建する方法

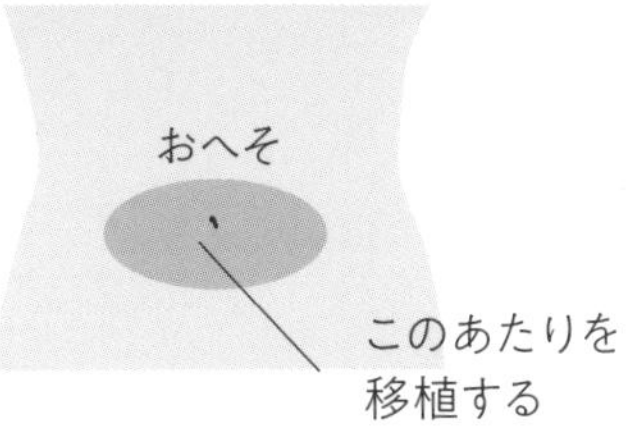

お腹から皮膚と脂肪を移植する。妊娠・出産を希望する場合や腹部の手術をしたことがある人には向かない。下腹部に手術あとが残る。

＼ 向いている人 ／

- ●胸のボリュームが大きめの人
- ●お腹をスッキリさせたい人

太ももから再建する方法

太ももの内側から皮膚や脂肪を移植する。行っている形成外科は限られる。

＼ 向いている人 ／

- ●胸のボリュームが小〜中くらいの人
- ●反対側の乳房が乳がんになったときも自家組織再建をしたい人

背中から再建する方法

背中の皮膚を移植する。背中に手術あとが残る。

＼ 向いている人 ／

- ●胸のボリュームが小さめの人
- ●妊娠・出産を考えている人
- ●お腹を手術したことがある人

術後は血栓ができないように注意する

自家組織による乳房再建後、定着する前に移植した乳房で血管が血栓で詰まると、皮弁が壊《え》死《し》します。壊死した範囲が広いと緊急に壊死部分を取り除く必要があり、再建も難しくなります。血栓予防のためには水分をこまめにとって脱水には十分気をつけましょう。喫煙によっても血栓が起こるリスクが高まるので、禁煙しましょう。

また、痛みや腫《は》れが残っている間はラクな下着にして、圧迫を避け、重いものを持たないように心がけましょう。お腹から組織を取った場合は、傷口が伸びてヘルニアを起こしやすくなるので、腹帯やガードルを着用します。

インプラントを入れる「人工物再建」

皮膚をのばしてからインプラントを入れる

人工物再建は、乳がん手術の傷口を利用してインプラントを挿入する乳房再建です。手術の負担が少ない、形が一定に保てる、などの利点があります。一方、血が通った組織ではないことに抵抗がある人や、乳房下垂のためインプラントの形と合わない人では難しい場合があります。

インプラントによる再建は、手術を2回に分けて行います。1回目の手術では、胸の皮膚をのばすために、エキスパンダー（組織拡張器）を使って、膨らみを作り、皮膚ののびが安定したら、2回目の手術によってインプラントと入れ替えます。

●インプラントの種類

インプラントの形状には、ラウンド（お椀）型とアナトミカル（しずく）型があります。また、表面加工は、スムースタイプ（ツルツル）、テクスチャードタイプ*（ざらざら）の2タイプです。ジェルの硬さもさまざまで、インプラントは年々進化しています。ただし、破損の可能性があり、劣化も起こ

人工物再建の特徴

メリット	体への負担が少ない 傷が増えない やり直しができる
デメリット	再建までに時間がかかる もとの乳房と質感が異なる

＊2019年、テクスチャードタイプのインプラント挿入7～10年後の特殊な合併症として「BIA-ALCL（T細胞性非ホジキンリンパ腫の一種）」が報告されたが、その発症はごくまれといわれている。

エキスパンダーとインプラントを入れ替える

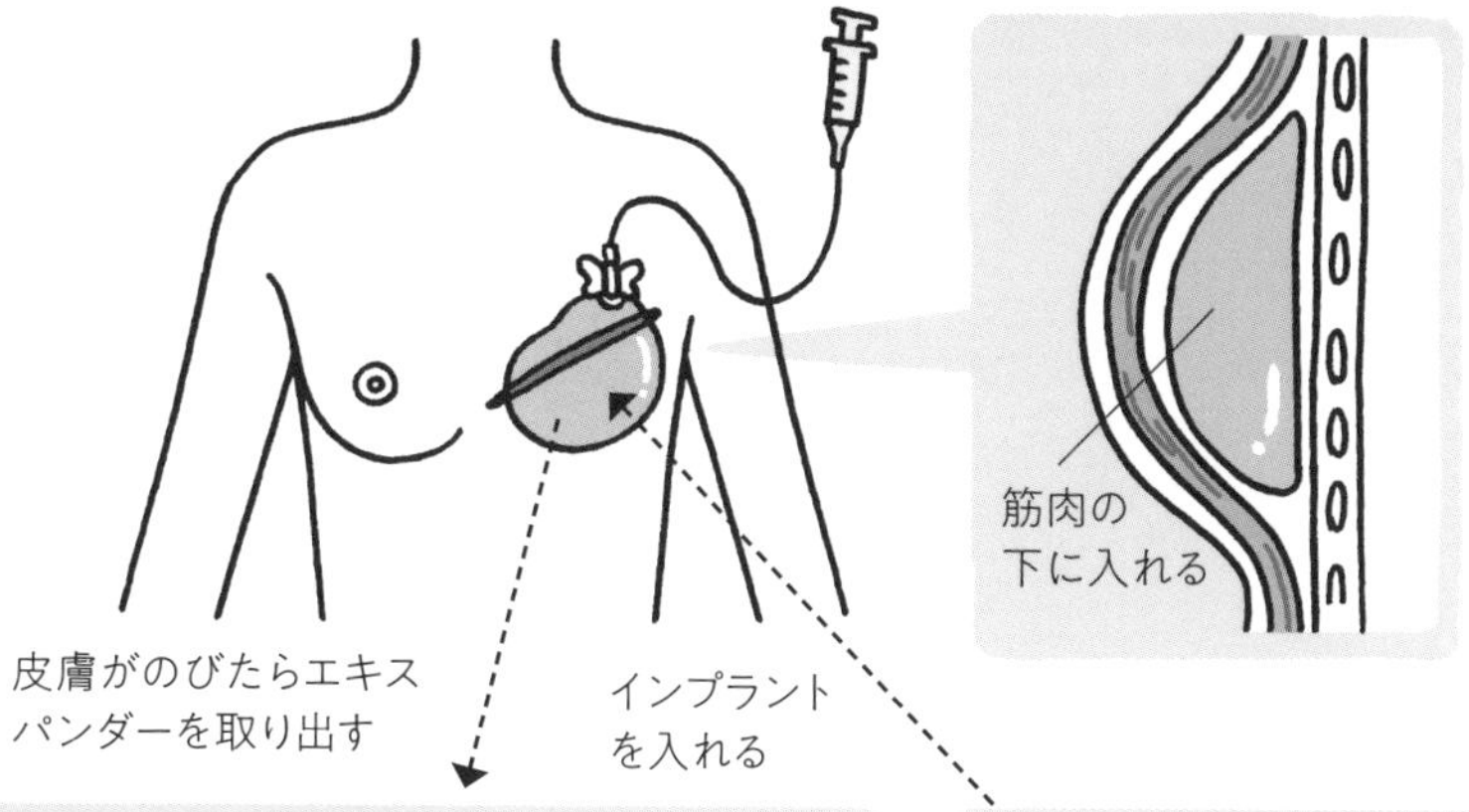

エキスパンダー

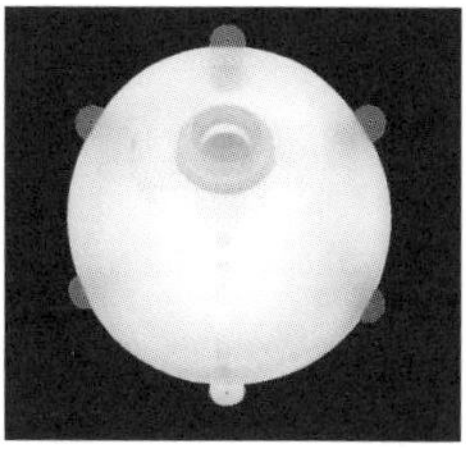

袋状の機器で、生理食塩水を入れて皮膚を膨らませる。金属の部分があるため、挿入中はMRI検査を受けられない。

写真提供：アラガン・エステティックス

インプラント

形、素材、重さなどによって、自分に合うものを選ぶ。

写真提供：グンゼメディカル

るため、定期的なチェックが必要です。10～20年後は入れ替えの可能性があることを知っておきましょう。また、将来的に手術していない乳房が加齢に伴って下垂すると、左右差が現れます。

術後は皮《ひ》膜《まく》拘《こう》縮《しゅく》と感染症に要注意

エキスパンダーやインプラントの手術後は、感染症への注意が必要です。感染症が悪化すると、インプラントを取り出して再建をやり直すこともあります。

また、体内に異物であるシリコンが入ると、周囲の組織が膜を張ったようになる**皮膜拘縮**が起こります。皮膜拘縮が悪化して乳房が硬く腫《は》れたり痛みが起こったりと、手術が必要な場合もあります。

着脱式の乳房や乳輪、乳頭もある

必要なときに乳房をつける

下着とパッドで補正する方法や乳房再建以外に、**エピテーゼ（補《ほ》綴《てつ》物）**を使用する方法があります。

エピテーゼは、病気や事故で失った体の一部を補うために、シリコンで作られた医療用具の総称です。見た目や質感はほとんど変わらずに復元されます。乳がん手術後の患者さんが使用する着脱式の**人工乳房**や**人工乳首**も、エピテーゼのひとつです。

人工乳房は手術を行わないので合併症もなく、体の負担もありません。一般的には、手術後の傷が落ち着いてから装着が検討できます。また、就寝時などは取り外し、必要なときだけ装着することができます。

乳房再建ができなかった人、しなかった人、乳房温存術の人や再建後の時間経過で左右差ができた人などが、自分のタイミングで作れるのが特徴です。また、乳房再建後に乳首だけを着脱式にすることもできます。

自分の状況に合わせて使用を検討してみましょう。

どんな乳房でもつくることができる

人工乳房は、オーダーメイドもしくは既製品を購入します。オーダーメイドであれば、型取りをして、色味やほくろ、血管なども再現することができます。製作にはおよそ1か月間かかることが多いようです。

ただし、人工乳房は保険適用外です。価格も25万～100万円と幅があるため、事前によく確認することが大切です。自治体によっては助成金制度があります（→P112～）。

人工乳房・人工乳首はとってもリアル

人工乳房

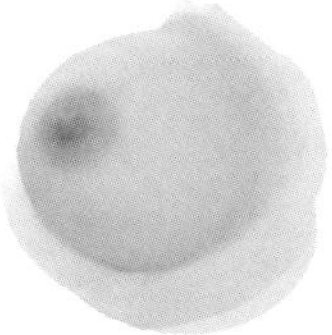

人工乳首

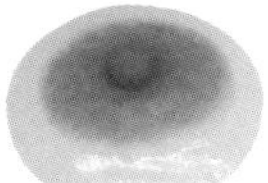

人工乳房・人工乳首は形や大きさ、色、重さを選ぶことができる。下着をつけたときに乳首が目立たない人工乳房もある。

＼見た目の差はほとんどない／

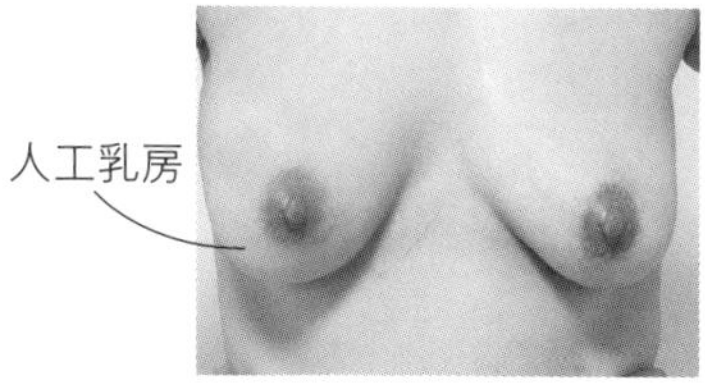

乳房のふちに専用の接着剤をつけて装着する。外すときも専用のリムーバーを使う。水では外れないため、温泉などにつかることもできる。

＼接着剤なしでもくっつく／

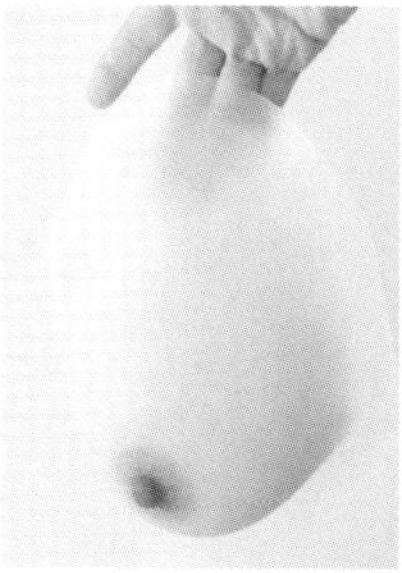

特殊加工によって、人工乳房の内側には粘着性がある。水にぬれない・運動で汗をかかないときなどは接着剤なしで十分。

写真提供：ナチュラルブレスト

＼先生、教えて／ **Q&A**

着脱式の乳房や乳首はどこで買えますか？

国内で人工乳房を製作する企業は、ほとんどがインターネット上で検索できます。人工乳房専門や、さまざまな人工ボディを製作する企業があるので、参考にしてみましょう。

直接相談できるサロンを設けていたり、オンライン相談できたりする企業もあります。

また、商品パンフレットが医療機関に置いてある場合もあります。

脱毛後、半年くらいで発毛が始まる

抗がん薬治療は活発に分裂する細胞に強い影響を与えます。髪のもとになる毛母細胞は影響を受けやすい細胞のひとつで、治療開始後2～3週間程度で脱毛が始まります。乳がんの放射線治療では頭部に照射しないため、放射線療法による脱毛はありません。

ただ、完全に脱毛を予防することは難しく、9割以上の患者さんで脱毛を経験します。

抗がん薬での脱毛後、毛は生えてくる

脱毛した頭髪は、抗がん薬治療終了後、9割以上の患者さんが回復します。1～4か月で再び産毛状で生え始め、1年ほどかけて戻ることが多いようです。毛質がもとのものとは異なる場合や、まれですが回復せずに髪が生えてこない場合もあります。育毛剤は刺激になるため、使わないようにしましょう。

頭髪以外の毛も同様に生えてきます。薄くなったまつ毛については、保険適用外ですが、抗がん薬治療後にまつ毛貧毛症治療薬のビマトプロスト（グラッシュビスタ）を使うことができます。

先生、教えて
Q&A

脱毛中のシャンプーは何を使えばいいですか?

これまでと同じシャンプーやコンディショナーを使って清潔にしましょう。やさしく洗い、洗髪後はタオルドライをした後、ドライヤー乾燥すれば大丈夫です。

なお、脱毛後は頭もボディーソープや洗顔料などで洗うことができます。

脱毛から発毛までの流れ

抗がん薬治療開始

2～3週間後

ピリピリとした痛みがあったら始まる合図

脱毛が始まる

髪の毛以外の体毛が抜けることもある。抜け方には個人差があり、頭髪の脱毛前には、頭皮にピリピリと痛みを感じることも。

● 頭髪　● まつ毛
● 眉毛　● 産毛
● 陰毛　● 鼻毛　など

抜ける量が少しずつ増える

1週間後

抗がん薬治療中

休薬中に発毛しても抗がん薬治療中は脱毛が続く。また、まばらに抜けて、完全に毛がなくならない場合もある。

抗がん薬治療が終了

1～4か月後

発毛が始まる

すべての抗がん薬治療が終わると発毛が始まる。初めは産毛が生えてきて、長さや毛質にばらつきのある状態が続く。

6～12か月後

頭髪がショートカットくらいの長さに

毛量が少ない部分があったりもとの毛質とは異なる毛質になったりすることもある。

脱毛にそなえて準備をしよう

脱毛が始まる前に準備しておきたいこと

1 髪を切っておく

脱毛が始まると抜けた毛の処理が必要。先に短く切っておくことで、脱毛時の掃除が楽になる。

2 使い捨ての帽子を買っておく

とくに、寝るときなど、使い捨ての帽子をかぶっておくと、抜けた毛の処理が楽になる。

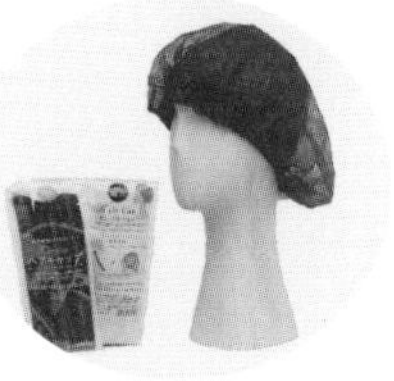

写真提供：アデランス

3 脱毛するとどうなるのかを知っておく

脱毛するとどうなるのか知っておくことで対処法がわかり、心の準備もすることができる。

準備しておくと脱毛中も外出しやすい

脱毛は、外見の変化が大きな副作用です。脱毛期間中は、ウィッグや帽子などを使うと周囲の目も気にならなくなり、患者さんの心の負担も軽くなります。

脱毛期間中、少なくとも抗がん薬治療や検査通院のために、外出が必要です。前もって準備をしておくとよいでしょう。

アピアランスケアの考え方が広まってきた現在、とくに頭髪の脱毛対策は充実しています。お気に

頭髪が抜けたときの便利グッズ

ウィッグ

かつらのこと。素材や色、毛量、デザインによってさまざまな種類があり、本物の髪の毛との見た目の差はほとんどない（→P98～）。

帽子

脱毛用でなくても、一般的な帽子でよい。すぐにかぶることができ、用途によってもさまざまなデザインがあるので便利。

コットンキャップ

寝るときに頭皮を保護するためかぶるとよい。インナーキャップとしてウィッグや帽子のなかにかぶるとずれにくく、地肌も透けにくい。

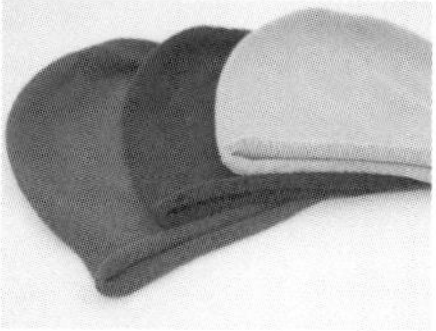

写真提供：リネアストリア

寝るときやウィッグの中にかぶると便利！

ウィッグや帽子の代わりに

- バンダナ
- ハンカチ
- マフラー

専用の商品でなくとも、代替できるものがあれば使ってみよう。

入りの帽子や医療用ウィッグを見つけ、出かける用事があるときはもちろん、少しでも体調のよいときは帽子やウィッグをつけて積極

先輩たちの体験談

事前の準備で心が軽くなりました。

脱毛に関する恐怖感がすごく強く、「ああこれは大変なことになるぞ」と思っていました。かわいい帽子や医療用ウィッグの準備をして、その日に備えました。

グッズを準備することですっかり安心できたので、実際に脱毛が始まったときにはスッと受け入れられました。本当によかったです。

頭髪以外が脱毛したときの便利グッズ

メガネ

眉毛、まつ毛が抜けるとゴミが目に入りやすくなる。メガネをかけるとゴミが目に入りにくくなり、また、顔の印象を変化させる効果もある（→P102）。

サングラス

メガネと同様、目にゴミが入るのを防ぐ。また、まつ毛や前髪がないと、以前よりまぶしさを感じることもあるので、かけると便利。

マスク

鼻毛が抜けると、菌やゴミが入りやすくなり、鼻水が出やすくなる。また、治療中はにおいに敏感になる人もいるので、活用するとよい。

メイク用品

眉毛、まつ毛が抜けると顔の印象が変化する。また、色素沈着が起こることもある。メイクで、気になるところをカバーできる（→P104〜）。

的に外出しましょう。

脱毛中の不便さを解消するアイテムはたくさんある

外からの刺激から皮膚などを守っていた毛が脱毛すると、「痛い」「寒い」「暑い」「まぶしい」「汗が目に入る」などの不便な点が出てきます。まつ毛の脱毛にはメガネやサングラス、鼻毛の脱毛にはマスクが有効です。

眉毛やまつ毛の脱毛は、顔のイメージが変わります。ふだんあまりメイクをしない人でも、このときばかりはメイクをすると、顔の印象が元気になります（→P104〜）。

また、脱毛時には枕にタオルを敷いたり、粘着テープや粘着カーペットクリーナーをそろえたりして、掃除がしやすいようにしておきましょう。

脱毛について悩んだら相談してみよう

脱毛による悩みで、自分らしさに違和感があったり社会生活に自信がなくなったりなど、不安や苦痛を感じたら、主治医やがん相談支援センターに相談してみましょう。パンフレットの提供やウィッグの展示なども行われています。

医療機関によっては、抗がん薬治療の点滴中に、キャップを頭に装着する装置を使って頭皮冷却を行い、血流を低下させることで脱毛を抑える対策を行う場合もあります(保険適用外)。現在、脱毛を抑えたり発毛を促進させたりする方法がないか、医療の研究が進んでいます。

焦って準備する必要はない

脱毛は、最初からすべてが抜けるわけではなく、徐々に抜ける量が増えていきます。頭髪の脱毛は、とりあえず帽子で薄くなった部分を覆うだけでも対処できます。

また、夏は通気性、冬は保温性を重視するなど準備するものも異なります。最初からすべてをそろえようと焦らず、まずは手持ちのものを使い、徐々に必要なものを加えてもよいでしょう。

先輩たちの体験談

準備していても、脱毛したときはショックでした。

脱毛の知識はもちろんありましたが、わかっていてもいざ髪が抜け始めると、本当につらかったです。

パートナーには「わかっていたこと」「そのうち戻るでしょ」と言われていましたが、眉毛やまつ毛などすべてが脱毛するので、始まったときは「いよいよ病人だ」という実感で涙が出ました。

家では目深に帽子を、外では前髪の長いウィッグをかぶっていました。そうしていくうちに少しずつ気持ちが落ち着き、だんだん脱毛について悩まずに済むようになっていきました。

脱毛中もおしゃれを楽しもう

頭髪の脱毛には たくさんのケアグッズがある

ケアグッズでは、使い捨ての帽子や、帽子とウィッグが一体化した商品、つけ毛などがあります。また、購入前にレンタルで違いを試したり、必要なときだけ借りたりすることも可能です。この機会に、これまで試してみたかった髪型やカラーに挑戦して楽しんでみてはいかがでしょうか。

購入したウィッグを好きな髪型にカットしてくれる美容室も増えています。

ウィッグの種類

素材

人工毛

色やデザインなどのバリエーションが豊富で、人毛より値段が安い。手入れには専用品が必要だが、数年間使用できる。

人毛

人毛なので、より自然だが人工毛より値段が高い。ふだんのシャンプーなどで手入れができる。半年～１年ほど使用できる。

目的・用途

自宅用

軽さや通気性にすぐれたウィッグで着脱も簡単。室内で過ごすときや少しの外出、宅配が届いたときなどに便利。

外出用

人工の頭皮がついているなど、見た目の自然さを重視したウィッグ。しっかりと毛量があり、ヘアアレンジもしやすい。

スタイル

ロングスタイル

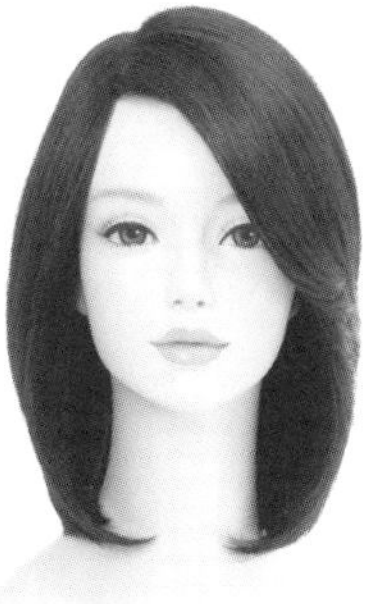

写真提供:アデランス

◀ヘアアレンジもできる!

髪は縛ってもよい。ウィッグによってはヘアアイロンで巻いたり、スタイリング剤をつけてもよいものもある。

ショートスタイル

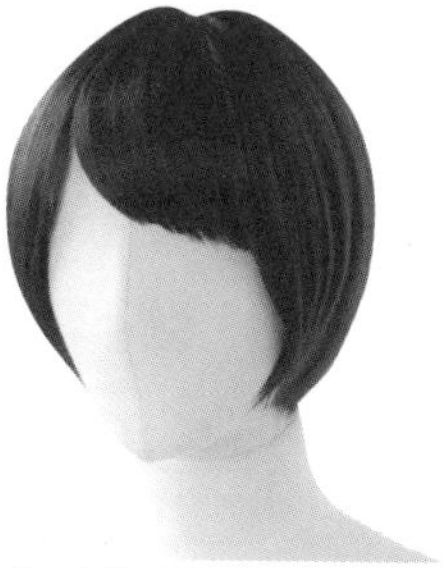

写真提供:リネアストリア

▶美容院でカットもできる

ウィッグを持ち込んで、自分に似合うようにカットしてくれる美容院も。ふだん行っている美容院で聞いてみるか、専用の美容院(→P169)に行ってみよう。

先生、教えて Q&A

医療用と普通のウィッグの違いは何ですか?

一般的なウィッグは、おしゃれを楽しむことが目的で、頭髪の上につける前提でつくられています。それに比べて医療用ウィッグは、素肌に直接触れることが前提でつくられています。

医療用ウィッグには、性能・品質・安全性についての基準を定めた**JIS規格(Med・ウィッグマーク)**があります。医療用がほしい場合は、確認しましょう。

選択肢は“フルウィッグ”だけじゃない

▼つけ毛がついた帽子

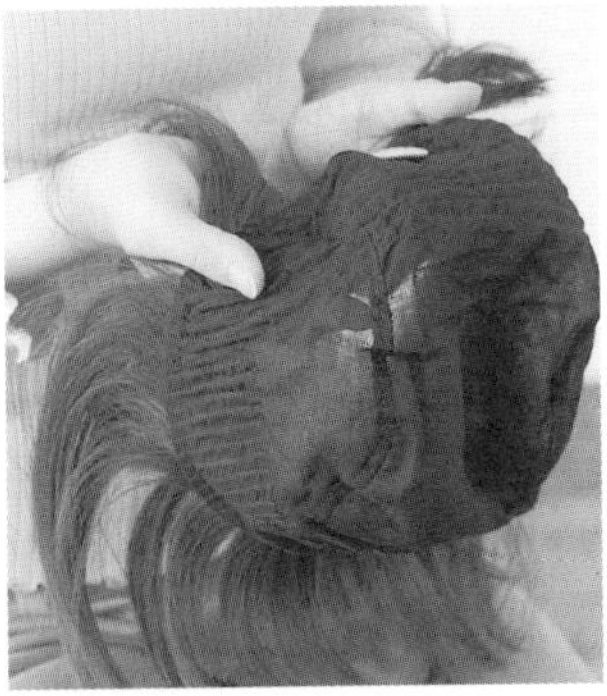

帽子の下の部分につけ毛がついている。ウィッグの上にさらに帽子をかぶっても蒸れが少なく快適。

写真提供：トキメクジャパン

▼トップピース

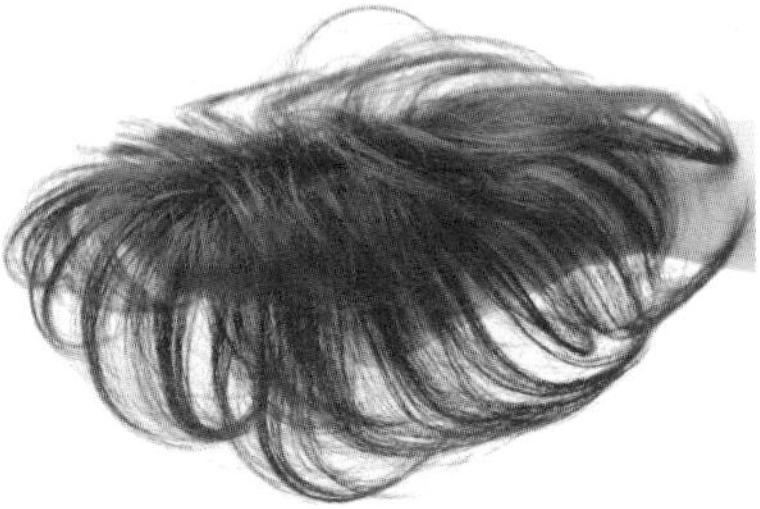

部分的に使えるウィッグ。発毛が始まってもなかなか生えてこない部分があるときや薄いままの部分があるときに便利。

写真提供：アデランス

▼バンダナ

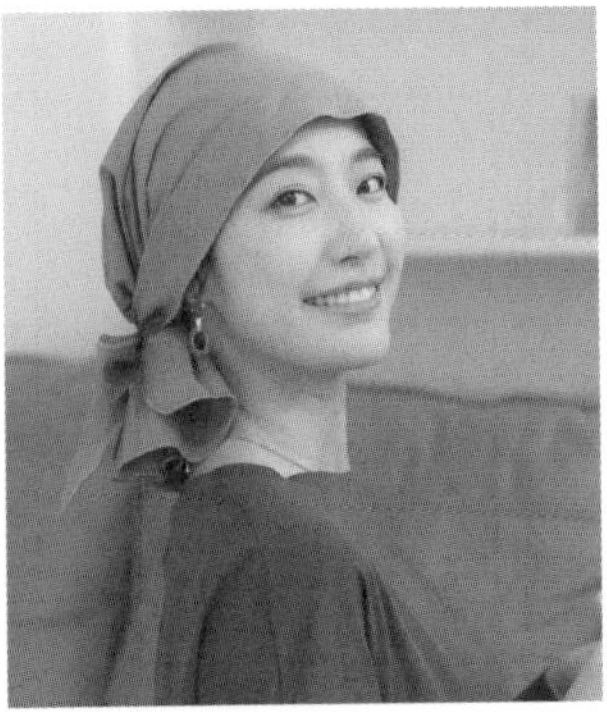

バンダナは柄も色もさまざま。がん患者さん専用のものは素材の種類も豊富なので、気温に合わせやすい。

写真提供：トキメクジャパン

▼帽子

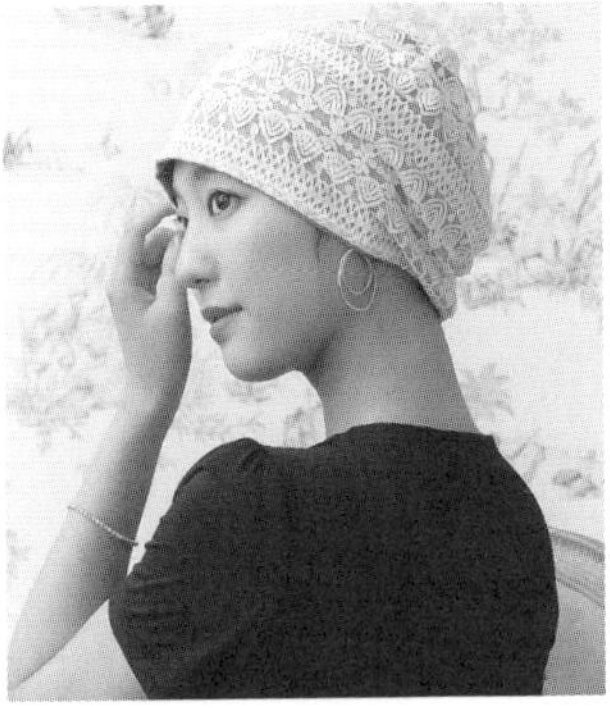

がん患者さん専用のものも、そうでないものもたくさんの種類がある。インナーキャップ（→P95）をかぶるとずれにくくなる。

写真提供：トキメクジャパン

ウィッグ選びは洋服選びと同じ

抗がん薬治療の副作用でウィッグを使用する期間は、平均1～2年です。この期間、洗い替えや自分の生活スタイルに合わせて、比較的安価なものを複数持っていてもいいでしょう。

ウィッグメーカーは、対象年齢やデザインなどに特色があります。ウィッグを選ぶときは、洋服と同じようにデザインと価格を考えます。そして自分に似合うかどうかを重視しましょう。オン・オフでガラリと違う印象のものを使ってもいいかも知れません。

できれば、装着感やサイズは試着をして選ぶことをおすすめします。ウィッグの専門店や医療機関内の美容室・専用の相談室などで試着・相談ができると安心です。

ウィッグはネットでも購入できる

ウィッグは、オンラインストアでも購入できます。比較的安価なものが多いので、試着できない場合などでも既製品を手軽に買うことができます。また、レンタルできる場合もあるので、活用してみましょう。フリーマーケットでも、未使用品や試着品を安価に購入できることがあります。

ウィッグは保険の適用外ですが、自治体によっては購入助成を設けています（→P112～）。領収書や注文履歴は保存しておきましょう。

先輩たちの体験談

トップピースを活用しています。

私は、術後数年経っても部分的に薄いところが残っていたのが気になって、今は取り外しが簡単なトップピースを愛用しています。家にいるときは外していますが、外出時やオンライン会議をするときなど、気になる場合だけ装着できて便利です。

もう5～6年間はこれで通していますが、会社の同僚や趣味の仲間たちともしっかりと目を合わせてコミュニケーションできています。

メガネで手軽におしゃれを楽しめる

眉毛やまつ毛の脱毛が起こっている期間はメガネが便利です。大型フレームや色つきのレンズを使うと、脱毛が目立ちにくくなります。また、まつ毛の脱毛による太陽光のまぶしさやゴミが入ることも防止できます。フレーム選びやレンズの色選びを楽しみましょう。レンズの色は、赤系統のものには肌の血色をよく見せる効果が期待できます。

なお、抗がん薬の副作用で目に症状が現れた場合、コンタクトレンズの使用については医師に確認しましょう。

おすすめのメガネ

写真提供：ジンズ

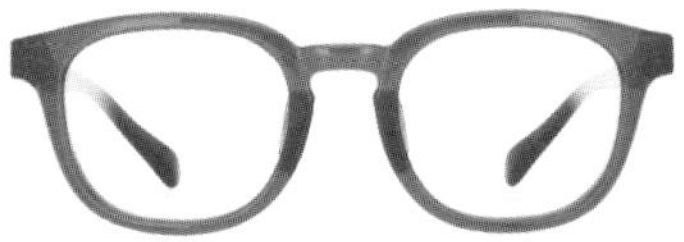

フレームが太いものや色が濃いものだと眉毛やまつ毛の脱毛が目立ちにくい。

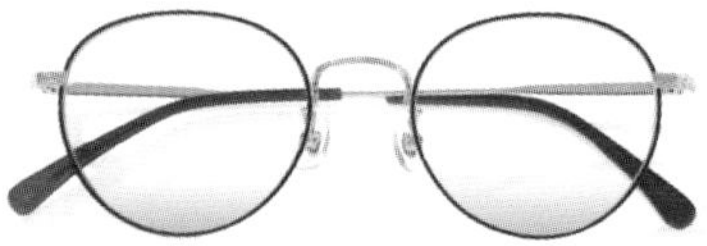

チークを入れたようになる色つきのレンズもある。

先生、教えて Q&A

髪が生えたらパーマやカラーをしてもいいですか？

脱毛が終わって十分に髪がのびたら、パーマやカラーを楽しんでも大丈夫です。抗がん薬治療で脱毛しなかった人は、パーマやカラーに問題はありません。ただし、自分で行うヘアカラーには刺激の強いものがあるため、注意が必要です。

のびはじめの髪は、毛質が変わり「くせ」や「縮れ」が目立つことがあります。気になる場合は、医師に相談しましょう。

胸元をカバーするアイテム（一例）

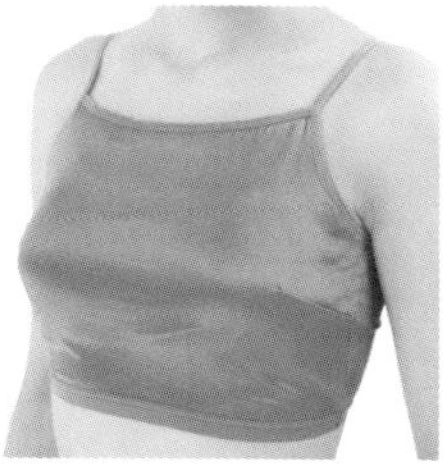

胸元をカバーできるタイプのカップ入りキャミソール。

写真提供：ブライトアイズ

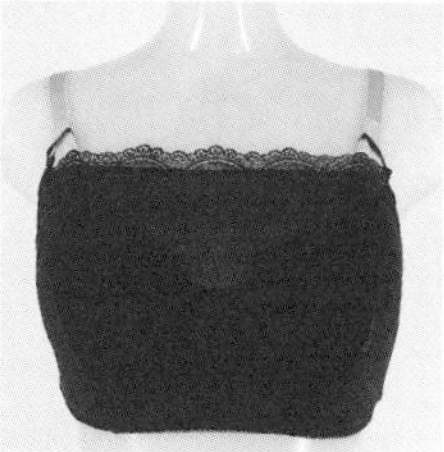

ブラジャーの肩ひもに引っ掛けて胸元をカバーできるブラカバー。

写真提供：ファニー

胸元を工夫して洋服を着やすくする

手術後は、左右の乳房のシルエットの違いが気になって、気軽にTシャツやタンクトップを着たり、胸元の開いたおしゃれなどがしづらくなるかもしれません。でも、工夫次第で手持ちの服を生かすことができます。

Vネックやカシュクールであれば、胸元に布1枚をスナップでつけるだけでも気にならなくなります。キャミソールやタンクトップの重ね着、ノースリーブの上からカーディガンやベストを羽織る、またはストールなどの小物を使うのもいいかもしれません。

また、下着のストラップに布をワンタッチでつけてチラ見えを防ぐ商品や、胸全体を包み込むチューブトップタイプの下着なども役立ちます。傷口に肌と同じ色の傷テープを貼って目立たなくする方法もありますが、肌トラブルのあるときは避けましょう。

●下着の肩ひもが落ちるとき

下着の肩ひものずれは、多くの人が経験しています。まずは、ストラップの長さをこまめに調節して、ずれない長さがないか探してみましょう。

肩ひもに伸縮性のあるものや幅広のものは、ずれにくいようです。

また、ブラジャーの「アンダーバストが大きい」「カップのサイズが合わない」など、サイズ選びに原因があるかもしれません。手術後の経過でアンダーバストが変わっている可能性もあります。

元気で綺麗になるメイクのコツ

脱毛や色素沈着などはメイクでケアできる

薬物療法中の色素沈着や脱毛などのトラブルは、メイクでケアします。ふだんあまりメイクをしていなかった人も、これを機会にイメージチェンジするつもりで試してみましょう。

ベースメイクで目の周囲の気になるくすみをカバーし、アイブロウでふんわり眉毛を描くだけでも、顔の印象が変わります。赤みが気になるときは、グリーン系の下地がいいようです。

肌の悩みが深いときは専用の化粧品が便利

治療中のメイクは、特別なお金や時間をかけなくても大丈夫です。メイク用品も使いやすいものでかまいません。眉毛が脱毛して描きづらさを感じたら、数日間日持ちする「眉毛ティント」や眉毛の位置を示してくれる「眉毛プレート」を利用する方法もあります。

また、なかなか隠せない色素沈着には、カバー力が高い、**あざや傷あと専用のメイク商品（医療用ファンデーション）**が便利です。

先生、教えて

Q&A

ビタミンCで肌トラブルを予防できますか？

一般用医薬品には、ビタミンCの内服薬や塗り薬があります。しかし、副作用で現れる色素沈着の予防や治療にビタミンCが有効との報告は、現時点ではありません。

ビタミンCをとる場合、主治医に確認しましょう。

ベースメイクで肌の色や気になるところをカバー

1 メイク前の準備をする

化粧水　乳液　日焼け止め

顔を洗い、化粧水や乳液を使って顔全体を保湿した後、日焼け止めを塗る。肌のバリア機能を高め、色素沈着を防ぐ。

→

2 肌を整える

化粧下地（プライマー）　コントロールカラー

化粧下地で肌のキメを整え、肌の色に合わせたコントロールカラーで化粧のりや化粧持ちをよくする。

↙

3 肌の色を調整する

コンシーラー　ファンデーション

コンシーラーで、色素沈着や赤みなど、気になるところを重点的にカバーする。その後、ファンデーションを顔全体に均一に塗る。

→

4 崩れにくくする

フェイスパウダー　化粧崩れ防止ミストなど

ベースメイクが完成したら、最後にフェイスパウダーや専用のミストを使って化粧を崩れにくくする。

＼これも便利！／

●BBクリーム
ファンデーションの成分と機能をベースに、美容液、日焼け止め、化粧下地などがひとつになったもの。

●CCクリーム
化粧下地とコントロールカラーがひとつになったもの。

〈カラーの選び方〉

- 赤みが強いとき
  ⇒グリーン系
- くすみ・くま・しみがあるとき
  ⇒イエロー系
- 血色感がほしいとき
  ⇒ピンク系
- くすみが濃い、黒っぽいとき
  ⇒オレンジ系

脱毛中の眉毛の書き方

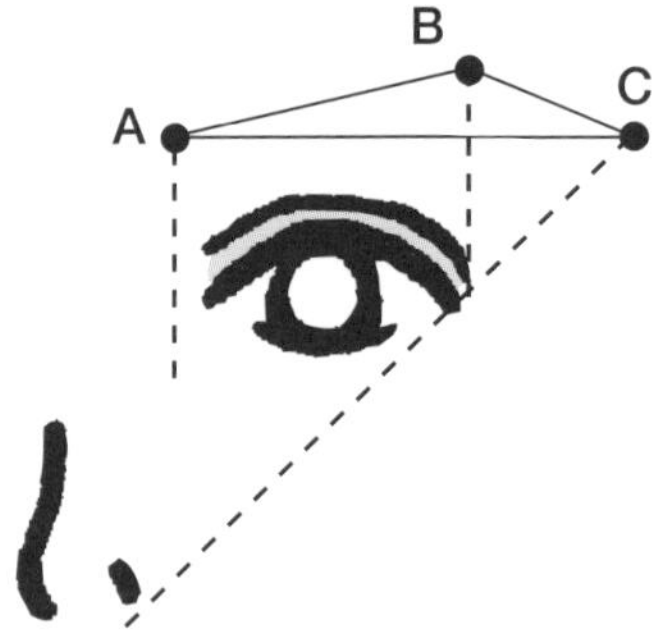

❶ 眉毛の位置を決める

A：眉頭
眉毛の始まりの位置。目頭の真上。

B：眉山
眉毛のカーブの頂点。目尻側、白目の終わりの真上。

C：眉尻
眉毛の最後の位置。小鼻と目尻を結んだ直線とAからの水平線が交わるところ。

❷ ABCをつなぐ

ABCを滑らかにつなぎ、好みの太さに整える。

“眉毛ティント”で書くのもおすすめ！

地肌に色素をつけることで、眉毛メイクを数日間キープするアイテム。

▼ 眉毛があると印象が違う

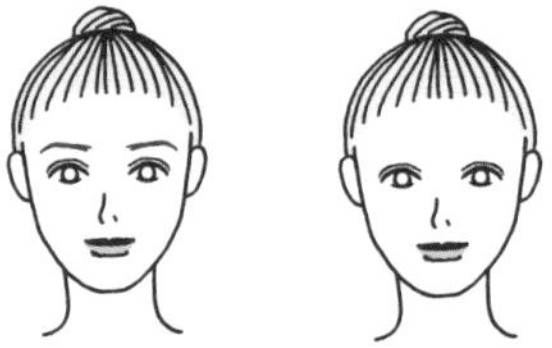

脱毛による顔の印象の変化が気になっている場合、まずは眉毛を書いてみよう。

先生、教えて
Q&A

アートメイクをしても大丈夫ですか？

アートメイク（メディカルタトゥー）は、皮膚の表面に細い針で染料色素を入れる医療技術です。乳輪・乳頭の形成にも使用されます。

眉毛のアートメイクは毎日のメイクが不要になり便利です。しかし、免疫力が落ちる抗がん薬治療中は避け、施術は治療が終わってから行います。

一度行うと容易に消せないので、行うかどうか慎重に検討しましょう。

アイメイクやリップなどで華やかさをプラス

●アイシャドウ
疲れているように見えるときは、明るい色がおすすめ。

●アイライン
黒や茶色のアイラインを引くと、目元がくっきりする。

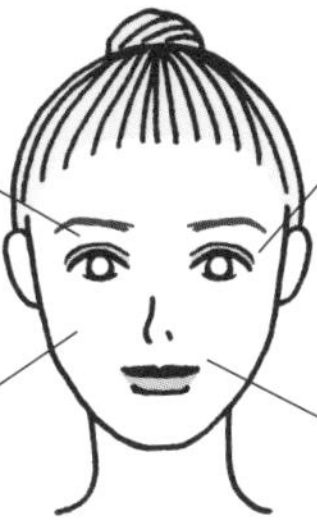

●チーク（ほお紅）
暖色系の色を入れると、血色がよく見え、顔の印象が明るくなる。

●リップ・グロス
暖色系は血色がよく見える。グロスでつやを出すと華やかな印象に。

華やかさをプラスするメイク

基本的なメイクにアイラインやチーク、好きな色のリップを加えると華やかさが加わります。鏡のなかの変化に気づいて前向きな気持ちになれるでしょう。濃い色のアイラインはまつ毛の脱毛を目立たせなくさせ、目を際立たせる効果もあります。

ただし、つけまつ毛は接着剤による肌への刺激が心配されるので、あまりおすすめできません。

なお、肌に炎症や発疹があるときのメイクは控えましょう。また、肌トラブルを防ぐためにもメイクはクレンジングを使って毎日きちんと落とし、洗顔と保湿を心がけましょう。

先輩たちの体験談

メイクの力はすごいと感じました。

治療中は、ウィッグをかぶるのはもちろん、眉毛やまつ毛の脱毛対策に、ふだんよりも丁寧にメイクをしました。

マスカラやつけまつ毛はできないのでアイラインをして、体調不良で顔色が悪いときは、チークやリップの色を明るい色にするなど工夫しました。

あるとき、「最近、綺麗になったね」と治療中であることを知らない友人に言われ、とてもうれしくなりました。

がんの治療中なのにそう言われるなんて、メイクの力はすごい！と感じました。

治療中のセックスの悩みに対処する

治療が原因で起こるセックスの悩み

治療中は、セックスの再開をどうするか、多くの人が悩みます。

基本的に、**セックスそのものが再発率を高めることはありません。**ホルモン受容体陽性の場合でも、セックスによる悪影響はありません。もちろん、がんが感染することもありません。ただし、抗がん薬やホルモン治療中の妊娠は胎児に影響を及ぼすことがあるため、避妊が必要になります。

傷口からの出血や感染の危険がある手術直後、治療の影響で白血球や血小板が減少して免疫力の低下が心配される間は、避けたほうがいいでしょう。

一方で、セックスに消極的になる悩みには、体と心の両方が関わっています。抗がん薬治療やホルモン療法によるホルモンバランスの変化では、性欲が低下することがあります。また、膣《ちつ》が乾燥したり縮小したりして痛むこともあります。乳房の変化や副作用による外見の変化、副作用のつらさ、生活や環境の変化に対して、患者さんご自身だけではなく、パートナーもとまどっているかもしれません。

パートナーと話し合うことが大切

セックスは、お互いの信頼があって成立する大切な生活のなかの権利です。まずは話し合うことから始めましょう。手術や治療がどれだけセックスに影響しているか、自分の状態や気持ちを伝え、相手の気持ちや考えもよく聞きましょう。一度で解決しようと焦ることはありません。

ふだんは気持ちの伝わるスキンシップを心がけましょう。

悩んでいるときの対処法

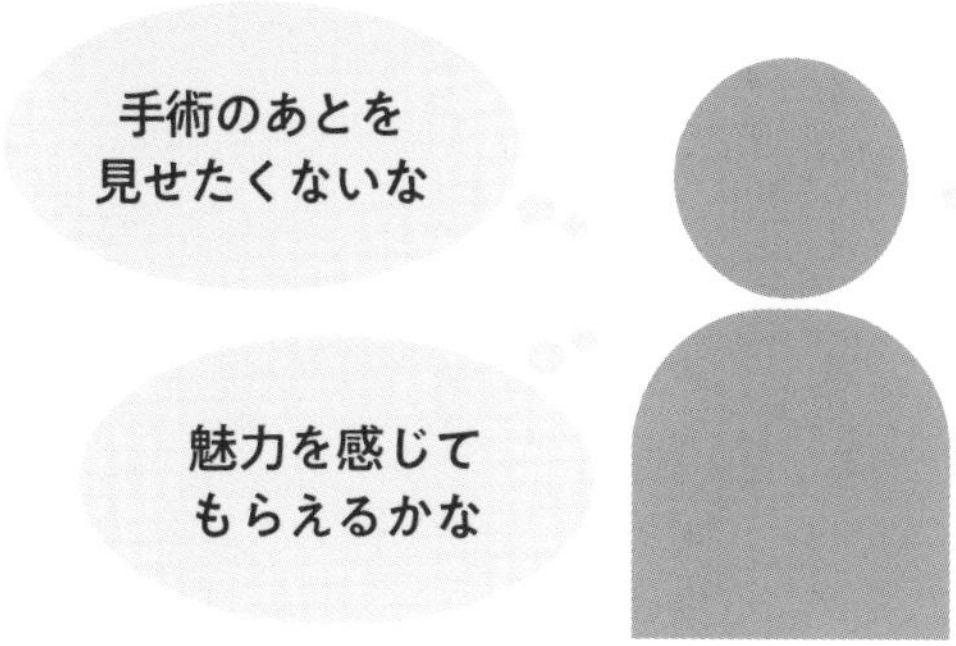

治療中はセックスをしても、体に悪影響はない。自分の悩みに合った対処法がないか考えてみよう。

対処法1

アピアランスケアをする

パートナーに見られることなどで悩んでいるなら、再建やメイク、ウィッグなどアピアランスケアで対処できないか考えてみよう。

対処法2

自分の体に触れて慣れる

手術の傷あとなど、自分自身で体に触れて新しい自分を受け入れることで、セックスに対する怖さや不安が和らぐことも。

対処法3

性交痛を和らげるアイテムを使う

治療で腟が乾燥しやすくなるので、ローションや、ローションつきのコンドームを使うと、痛みを減らすことができる。

先生、教えて Q&A

相談に乗ってもらうことはできますか？

セックスの悩みはとてもデリケートで、話をしにくいと思う人も多いのですが、人生に関わる大切なことです。悩みを担当医や看護師に相談することは、おかしなことではありません。

また、専門家とのカウンセリングで解決できることもあります。パートナーと一緒に相談に行ってもよいでしょう。日本性科学会では相談窓口を設けています（↓P168）。

温泉やプールに入るときのアイテム

温泉をもっと楽しむための工夫もできる

治療がいち段落して体調が戻れば、仕事や趣味、旅行などができるようになります。少しの工夫で手術の傷あとをカバーし、温泉や銭湯も楽しめます。

貸切風呂や露天風呂つきの個室がある施設を選ぶと、周囲の目を気にせずに入ることができます。また、大浴場では脱衣所や洗い場で手術した側に人が来ない位置どりをしましょう。タオルを1枚肩にかけるだけでも「周囲は意外と気づかない」という先輩患者さんもいます。家族や友人に手術した側につき添ってもらうことでも安心できます。着脱式の人工乳房を使うこともひとつの方法です。

施設によっては、傷を隠す専用のテープを貼ったり専用の入浴着を着たりすることもできます。

●ピンクリボンの温泉施設も

専用入浴着を着用して周囲を気にすることなく入浴が楽しめる施設も全国に増加中です。とくに、「ピンクリボン温泉ネットワーク」加入の施設では、専用入浴着がレンタルできるなど、積極的に環境づくりを整えています（→P168）。

プールでは専用の水着やパッドもある

水泳をする場合、水着はパッドの出し入れができるものがよいでしょう。使いやすいものがあれば一般的な水着でもかまいませんが、耐水性のパッドやアンダーバストに安定感のある専用水着も各種メーカーが販売しています。

なお、水泳後は塩素による肌トラブルに気をつけましょう。しっかりと塩素を洗い流し、スキンケアをするようにしてください。

入浴時に使える便利なアイテム

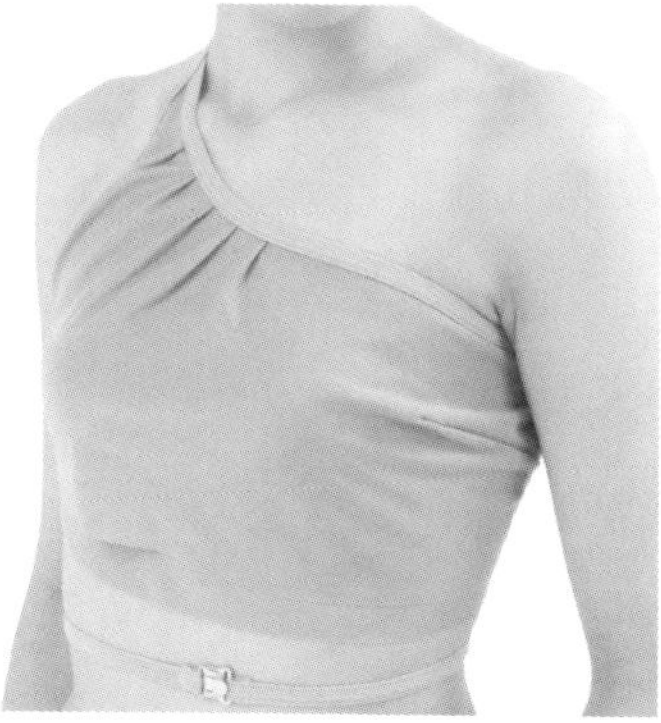

＼着たまま入れる／

着たまま湯船につかることができる入浴着。厚生労働省から認可されていて、衛生的な問題はない。

写真提供：ブライトアイズ

＼使い捨てOK／

撥水性の不織布でできた入浴着。布の入浴着より安く、一部の温泉施設やネットで購入できる。

写真提供：GSIクレオス

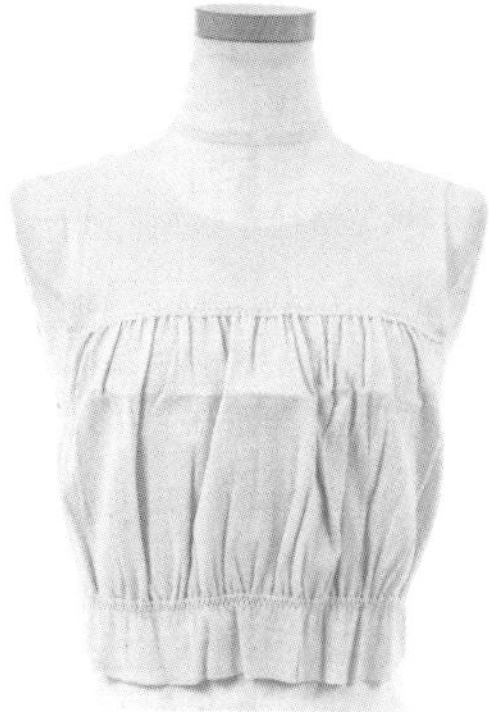

先輩たちの体験談

手術後、娘たちと温泉へ行きました。

傷あとは、恥ずかしいものではないはずですが、やはり人の目は気になるし、できれば見られたくないものです。

娘と温泉に行ったときは、脱衣所や洗い場でさりげなく私の手術した側にいてくれて、人の目に触れないように気づかってくれました。頼んだわけではなかったのですが、それはとてもありがたく、うれしかったです。

改めて、病気のこと、手術や傷のことをきちんと子どもに話しておいてよかったと思いました。

アピアランスケアのための助成金制度

アピアランスケアに関する保険の適用

◎保険あり	×保険なし
●乳房再建（自家組織再建・インプラント再建）	●乳輪・乳頭の再建（タトゥーによる）
●乳輪・乳頭の再建（移植による）	●アートメイク
	●医療用ウィッグ
	●ビマトプロスト　など

助成金制度がある自治体が増えている

医療の進歩とともに、治療を受けながら、社会生活をするがん患者さんが増えてきました。それに伴って、年々アピアランスケアの需要が高まっています。

近年、さまざまな企業がアピアランスケア関連の商品を出していて、お手頃な価格のものも増えてきています。しかし、治療費に加えて費用がかかり、患者さんの負担は大きくなってしまいます。

そこで、アピアランスケア用品を買った際に、費用の一部を助成する制度が広まってきています。アピアランスケアの助成金制度は、自治体ごとに実施しています。自分が今住んでいる都道府県、市区町村に制度があるかどうか確認してみましょう。

制度の内容は自治体ごとに異なります。多くの場合、ウィッグとブラジャー、パッドが対象です。帽子やウィッグのお手入れ用品、人工乳房が対象に含まれることもあります。また、フリーマーケットで中古品を購入した場合でも対象になることがあります。

助成金をもらえるかどうか確認しよう！

- ✔ **住んでいる自治体に助成金制度があるかどうか**

  自分の住んでいる自治体のホームページで確認しよう。

- ✔ **助成金の対象のものは何か**

  対象となりうるもの
  - ウィッグ（全頭・部分）
  - ウィッグ用ネット
  - スタンド
  - 帽子、毛つき帽子
  - 補正下着
  - 補正用パッド
  - 人工乳房
  - 人工乳首

  基本的に医療用以外もOK！

  助成金の対象も自治体によって異なる。自治体によっては、レンタルやフリーマーケットで購入した場合も対象になる。

- ✔ **上限金額はいくらか。何回まで申請できるのか**

  上限金額まで何度か申請できる自治体もあれば、1回でまとめて申請しなくてはいけない自治体も。

- ✔ **いつまでに申請したらよいか**

  期限が過ぎないように注意しよう。購入から1年以内の場合が多い。

申請期限は、基本的に診断や治療の時期ではなく、アピアランスケア用品の購入時期を基準にしています。治療後数年経過していても、必要なものがあれば、購入を検討してみましょう。

助成金を申請しよう

申請には、治療をしているもしくは治療を終えたことがわかる書類（診療明細書、治療方針計画書、医療行為同意書など）が必要です。また、**購入内容についてわかる書類（領収書など）**も必要なので、保管しておくようにしましょう。

そのほか、必要な書類は各自治体のホームページを確認して、わからないことがあれば、窓口で相談してみましょう。

コラム

年齢や生活スタイルの変化などで、自分にとって必要なものは変わります。

アピアランスケアは、社会生活を再開する勇気を後押しし、手助けするものです。しかし、必ず取り入れなければならないものではありません。

アピアランスケアによって「さりげない日常の外出時に、気持ちが軽くなった」と思う人がいる一方、「逆に病気のことを突きつけられている」と感じる方、気にせずにありのままで過ごす方もいます。

また、年齢や生活スタイルの変化でファッションやメイクの好みが変わるように、自分にとってアピアランスで大切なことは日常生活を続けていくうちに変化することもあります。

「治療のためなら乳房は切除してもいい」と思っていた方が「やはり再建したい」と思い直すこともあれば、乳房再建後何年も経ってから「再建はしなくてもよかった」と考えることもあるのです。それは自然なことで、悪いことではありません。

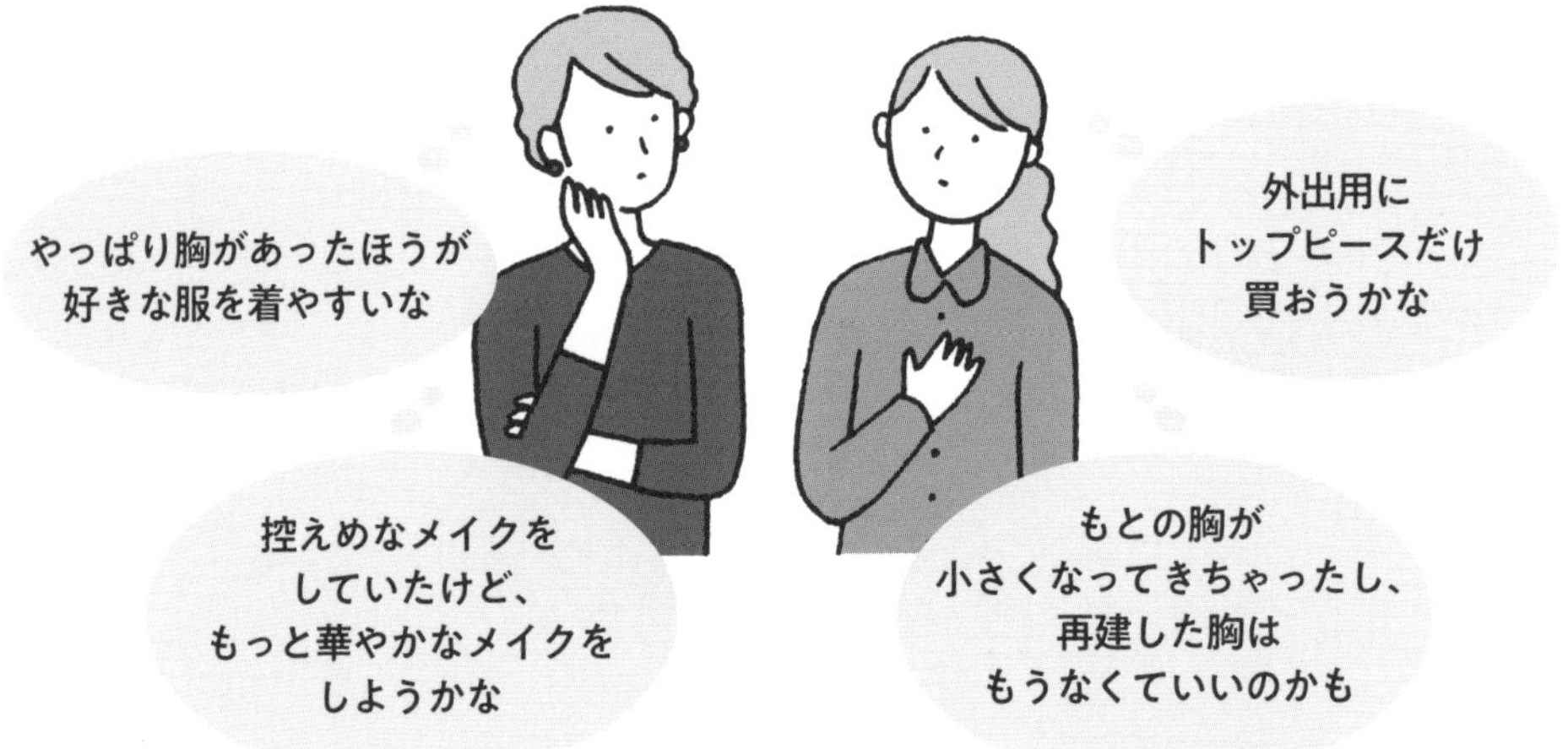

第4章

知っておきたい
お金のこと、仕事のこと

☑ 乳がん治療にかかる費用を知っておこう

術後の放射線療法、薬物療法は、手術などと同様に保険適用のため、自己負担額は1～3割です。しかし、治療中は治療費だけでなく、生活を支えるための費用もかかります。

術後も治療費・生活費の負担が大きい

家庭を支えている患者さんだと、治療の副作用によって家事がしにくくなり、家事代行サービスなど外部のサポートを利用することもあるでしょう。また、仕事をしている患者さんであれば、治療中は仕事を休むことになったり、勤務時間が短かくなったりと、収入が減ることも考えられます。

乳がんの治療は、抗がん薬なら1年、ホルモン治療なら5～10年かかり、これらの治療を組み合わせて行う場合もあります。治療期間が長くなればなるほど、精神的な不安だけでなく、経済的な負担も大きくなります。そのため、**患者さんの負担を減らす制度が拡充されつつあります**（→P118～）。ここでは、治療費や生活費の助成制度や収入を補助する制度、働くときの支援を紹介します。

先生、教えて Q&A

自由診療や先進医療とは何ですか？

国内で未承認の薬を用いる治療などが**自由診療**にあたります。かかる費用は全額自己負担です。保険を適用するかどうか評価中の治療を**先進医療**といいます。そして、臨床試験結果のもと、現時点で最も効果が高く安全な治療が**標準治療**です。

乳がんの治療・生活にかかるお金（一例）

●医療費

プラスα
入院中の食費 など

入院・手術
20万～30万円

手術の大きさや入院期間によって異なる。

術後治療

・放射線治療＝10万～15万円
（週5日×5週間の場合）

・ホルモン療法＝3000～6000円／月
（×12か月間×5～10年）

・抗がん薬＝1万～2万円／回
（×4～6サイクル）

・分子標的薬＝4万～10万円／回

治療の選択や薬の種類、組み合わせによって異なるが、どの治療も十数万円程度かかる。

プラスα
副作用止めの薬代や
通院費 など

●それ以外の費用

アピアランス関係

・再建手術
自家組織再建＝30万～60万円
インプラント再建＝15万～30万円

・下着、パッド
・ウィッグ、帽子
・メイク用品　　など

自分に必要なものを選択するので、金額は人によって異なる。助成金制度が使える場合は活用しよう（→P112～）。

そのほか、
サポート費用 など

・家事サポート
・育児サポート
・外食費
・副作用に対処するためのグッズ
・入院証明書などの書類費用　など

治療中は体調がすぐれなかったり、副作用があったりと、外部のサポートを受けるなどして、以前の生活よりお金がかかることも。

※金額は自己負担（3割）の目安。医療機関によって金額が異なることも。

治療費を支援する制度と申請方法

たくさんある支援制度を頼ろう

医療費の負担を減らすための制度はたくさんあります。多くの場合、**医療費を支払った後でも1～2年以内であれば申請することができます**。焦らずに一つひとつ確認して申請するとよいでしょう。

ここで紹介する制度のほかにも、自治体や会社によっては支援制度があることもあります。また、民間の健康保険に加入している場合は、そちらも確認するようにしましょう。

医療費が返ってくる高額療養費制度

1か月間に支払った医療費が自己負担の上限額を超えた場合に、超えた分の医療費が払い戻される制度です。保険が適用される診療で、支払った自己負担額が対象です。この制度は、社会保険、国民健康保険のどちらに加入していても利用できます。

年収と年齢（70歳以上かどうか）によって自己負担の上限額が設定されています。また、自己負担額は世帯で合算することもできます。

たとえば、50歳で年収が500万円の患者さんで、月に30万円の医療費を支払ったとします。この場合、約8万円が自己負担の上限額になるので、上限額を超えた分の約22万円が戻ってきます。

●対象となる医療費

受診した月の翌月の初日から2年以内に支払った医療費が対象です。この期間内であれば、過去にさかのぼって申請できます。

●申請方法

国民健康保険であれば、各市区町村の役場窓口、健康保険協会であれば、各都道府県にある全国健

治療のお金をサポートするおもな制度

医療費が高いとき

高額療養費制度

- ☑ 1か月の医療費が上限額を上回る（世帯で合算してOK）
- ☑ 療養から2年以内

自己負担の上限額は年収や年齢で違う

69歳未満で年収が330～770万円の場合、医療費によるが、自己負担の上限額は8万円程度*。

＊1か月の上限金額＝80,100円＋（医療費－267,000）×1%

所得税の医療控除

- ☑ 1年間の医療費が10万円以上（世帯で合算してOK）

●民間の保険を確認

民間保険に加入している場合は、申請できる給付金がないか確認する。加入している保険会社の相談窓口に相談してもよい。

収入が減ったとき

傷病手当金

- ☑ 4日以上連続して仕事を休んでいる
- ☑ 療養中であり働くことができない
- ☑ 収入が減少している、またはなくなっている

雇用保険制度

- ☑ 働く意思があるが失業している

その他の公的制度

障害年金・障害一時金（障害手当金）

- ☑ 心や体に障害がある
- ☑ 65歳以下

生活に困窮するとき

・生活保護制度
・生活福祉資金貸付制度 など

康保険協会の窓口に申請します。
払い戻しまでには、受診した月から3か月以上かかります。もし、医療費の支払いが困難なときは、事前に無利息でお金を借りることができる「高額医療費貸付制度」を利用できる場合があります。

所得税が返ってくる医療控除制度

世帯内で1年間の医療費が10万円を超えた場合に、所得税の一部が返ってくる制度です。高額療養費制度と併用することもできます。

●**対象になる医療費**

診察費や治療費、薬代、大人用のおむつ代（医師から「おむつ使用証明書」をもらっている場合のみ）、治療のためのマッサージやはり治療の費用などが対象です。治療や療養に必要であれば、**薬局で購入した市販薬も対象になり**ます。ただし、サプリメントなど健康増進目的のものは対象外です。

●**申請方法**

現在、自分が住んでいる地域を管轄する税務署に申請します。申請は、医療費の領収書をまとめた医療控除の明細書を作成し、確定申告をします。パソコンやスマートフォンから手続きを行うこともできます。詳しくは、国税庁のホームページを確認してください。

休職中の収入を補う傷病手当金

病気やけがで会社を休んでいる場合に受けられます。4日間以上連続で休んでいて、給料が払われていない、もしくは減っているときに申請できます。対象期間は支給開始日から通算して、1年6か月間です。

社会保険、共済保険に加入している場合が対象です。自治体によっては、国民健康保険でも傷病手当金をもらえる場合があります。平均月収を30で割った金額の3分の2が1日あたりの支給額になります。

●**申請方法**

会社主導で申請するのが一般的です。人事や総務に伝えて申請書類をもらったら、必要事項を記入します。申請期限は、給付条件を満たしたときから2年以内です。

失業中の収入を補う雇用保険制度

術後、体調が落ち着き就職活動

をしていても、**なかなか就職できないときに給付を受けられます。**

就職を支援する制度なので、ハローワークで求職申請をして、いつでも働くことができる状態であることが給付の条件です。

そのため、療養中ですぐに働けない場合は利用できず、傷病手当金との併用はできません。

●申請方法

現在自分が住んでいる地域を管轄するハローワークに、必要書類を提出して申請します。離職した翌日から1年間が対象です。

心や体に障害があるときの給付金

手術や治療によって心や体に障害が起こり、生活や仕事に制限があるときに受けられる給付金もあります。

公的年金に加入しているなどの条件を満たしていれば、**障害年金**や**障害一時金**（**障害手当金**）を受けることができます。

申請期限は、初診日から1年6か月以内です。

そのほかの支援・給付金制度

あらゆる手段をつくしても困窮し、生活がままならないときは、**生活保護制度**を利用します。

また、40歳以上の患者さんで、介護が必要な場合は、介護の負担を減らす**介護保険制度**も利用できます。

そのほか、**生活福祉資金貸付制度**などの無利子の貸付金制度もあります。

先生、教えて
Q&A

申請などが難しいし面倒です……。

がん相談支援センターや**ソーシャルワーカー**、各自治体の相談窓口に相談しましょう。会社に勤めている場合、社会保険労務士などにも相談できます。

「どの制度に当てはまるのかわからない」「申請に必要な書類がわからない」などどんなことでも相談してみましょう。申請できる制度を提示してくれたり、申請手続きを手助けしてくれます。

社会復帰は、心と体が元気になってから

治療中・治療後も仕事や趣味は続けられる

術後の放射線療法や薬物療法は基本的に通院で受けます。そのため、医師から特別な指示がない限りは、治療を受けながら、仕事や趣味、家事、育児などを行うことが可能です。

術後治療が始まると、不安なことも多いと思います。そのとき、ひとりで抱え込まないためにも、社会とのつながりを保つことは大切です。

多くの患者さんが、術後治療を受けながら、以前と同じように社会生活をしています。また、治療中にスポーツをする患者さんや、新しいことに挑戦する患者さんもいます。

乳がんの治療は長きにわたることが多いものです。治療や副作用とつき合いながら生活することを考えていきましょう。

社会復帰のために心と体を準備する

社会復帰のタイミングは、術後治療の種類や組み合わせ、順番によって人それぞれです。**術後の治療方針が固まったら、社会復帰のタイミングを主治医に相談してみましょう。**

しかし、どんな副作用がどの程度現れるのかなどは治療を開始しないとわかりません。体調を考慮して、社会復帰のタイミングを再検討することもあります。

家庭や職場の状況によっては、すぐに復帰したい場合もあるでしょう。しかし、準備が整っていない段階で復帰すると、心や体を壊してしまう危険があります。焦らずに、ゆっくりと心と体を準備しましょう。

●心を準備する

まずは、気力を回復させましょう。不安や落ち込みを軽減するためにカウンセリングを受けることもできます（→P64～）。

また、復帰は術後の治療生活に慣れてからがよいでしょう。慣れてくると、アピアランスケアや副作用への対処法など、社会復帰に必要なことが見えてきます。対処法を知っておくことで、社会復帰する際の不安が和らぐでしょう。

●体を準備する

術後は体力が落ちているため、社会復帰に向けて体力を回復する必要があります。規則正しい生活を送り、体力の回復を目指しましょう（→P130～）。

「人目が気になる」「副作用が出たらどうしよう」などの不安から、なかなか社会復帰できない患者さんもいるかもしれません。誰でも、久しぶりの場所へ行くのは勇気がいることです。とくに、復帰する最初の日は勇気が必要ですが、行ってみると案外、心配する必要はないかもしれません。一歩踏み出してみましょう。

先輩たちの体験談

心の準備には時間がかかりました。

手術が終わり、術後治療でホルモン治療を受けていたときのことです。「もう社会復帰していいですよ」と主治医に告げられました。

しかし、まだ長らく病院には通わないといけないし、薬だって毎日のまないといけません。乳がん患者であることは変わらないのに、普通の生活に戻ってといわれても、心が追いつきませんでした。

当時、乳がんになったこともまだ受け止めきれておらず、ショックな気持ちを引きずっていました。そのため、社会復帰をすぐに考えることはできなかったのです。

その後、主治医のすすめでカウンセリングを受けて、少しずつ心の準備をしていきました。カウンセリングを受けることにも抵抗があったのですが、勇気を出して、カウンセリングを受けてみてよかったと思います。

働くことについて考えよう

乳がん患者さんには働く世代が多い

乳がんは、働く世代の患者さんが多くみられます。なかには、乳がんと診断されたときに驚いて〝びっくり退職〟してしまう患者さんもいます。

しかし近年、治療の個別化や副作用をコントロールする技術が進むなど、治療と仕事の両立ができるようになりました。治療と仕事の両立を支援する社会の風潮もあり、厚生労働省が事業者向けの支援制度に「治療と仕事の両立支援助成金」を実施するなど制度も整ってきています。

仕事と治療を両立するためには、自分の気持ちを整理し、職場に協力してもらうことが必要です。

復職する前に自分の考えを整理する

仕事のおもな目的は収入を得ることですが、それだけではありません。仕事はやりがいや生きがいになります。社会とつながることで、「乳がん患者としての自分」以外の「上司としての自分」や「販売員としての自分」など職場での自分を感じられるということもあります。

まずは、**仕事をする目的を考えてみましょう**。「治療費を稼ぎたい」「社会の役に立ちたい」など目的を明確にすると働くために必要なことが見えてきます。また、働くモチベーションにもつながります。

会社の制度を確認する

●休暇・時短制度があるかどうか

会社の就業規則や労働契約書を確認しましょう。労働時間や休暇などの労働条件、働くうえでの権利・義務が記載されています。**休暇制度**や**時短制度**など自分に使える制度にはどんなものがあるのか、人事や総務担当者に問い合わせてみましょう。

●収入を補助してくれるかどうか

会社によっては、特定の病気の方に補助金が支給される場合があります。公的な助成金のほかに、会社独自の制度でもらえる給付金がないか、休暇制度や時短制度とあわせて確認してみましょう。

自営業者の場合は自分で仕事量の調整を

自営業では、収入や仕事を失ってしまう不安から、体調を考慮せずに仕事量を増やしてしまう患者さんがいます。治療中、とくに術後数か月間は仕事の量を調整しましょう。業種にもよりますが、一部の業務を外部に委託する方法もあります。

収入を補助するためには、**高額療養費制度**と**医療控除制度**を利用できます。金銭的な支援も確認してみましょう（↓P118〜）。

患者さんを支える側が使える制度もある

介護休業・介護休暇制度や**介護休暇給付金制度**など、患者さんを支える人たちへの支援制度もあります。

患者さんをサポートしたい、もしくは家族などにサポートしてほしいときは、使える制度がないかどうかを会社に確認してみましょう。

先生、教えて
Q&A

家族から復職を反対されています。

主治医の許可があっても家族から「治療に専念してほしい」と言われることがあるかもしれません。復職することで体に悪影響がないか心配なのでしょう。

まずは、自分にとって仕事がどんな意味を持つのか伝えてください。また、家族がどんなことを心配しているのか具体的に聞いてみましょう。話し合いながら一緒に考えていくとよいでしょう。

働くうえで勤務先に伝えておきたいこと

●自分ができること

いつから、どのくらいの時間、どんな内容の仕事ができるのかなど、自分ができることをアピールしましょう。会社が知りたいのは、どんな仕事をあなたに任せられるのかということです。できないことより、自分にできることを伝えましょう。

●配慮してほしいこと

副作用や後遺症などによって、何らかの配慮が必要なのであれば、それも具体的に伝えるようにしましょう。

また、仕事に支障がなく、配慮の必要がない場合も、そのことをきちんと伝えるとよいでしょう。

先輩たちの体験談

復職後、フリーランスに転職しました。

長らく仕事を休んでしまった申し訳なさから、手術後2週間程度で仕事に復帰しました。復帰するとき、上司にまだ通院治療があるので、通院の日は早退したいことを伝えました。上司の理解もあり、仕事量を少しずつ増やすなどの配慮もありました。

しかし、復帰から1か月ほど経ったころリンパ浮腫《ふしゅ》を発症しました。パソコンを使う仕事だったのですが、3時間くらいで腕が腫《は》れてくるようになって、仕事を続けるのが難しいと感じるようになりました。

仕事は続けたい、でもそのためには今と同じ働き方はできない。そう思って会社を辞めてフリーランスで仕事を始めました。難しさもありますが、会社にいた頃よりストレスなく仕事を楽しめています。

働くうえで大切なのはコミュニケーション

治療を受けながら働くためには、職場の協力が必要です。

過剰に気をつかわれて仕事を必要以上に減らされたり、反対に、あまり理解されずにたくさんの仕事を任されたりと、復職後に悩む患者さんも多くいます。これを防ぐには、きちんとコミュニケーションをとることが大切です。

職場に治療計画を詳細に伝える必要はありませんが、**大まかな治療の状況を報告しておくとより理解が深まります。**また、配慮を得られた場合は、感謝を伝えると、よいコミュニケーションにつながります。

仕事について悩みがあれば専門家に相談する

休みにくい立場にいたり、体調に適した仕事がなかったり、職場での立場や会社の制度、文化・雰囲気によっては、治療と仕事を両立しにくいことがあります。

治療後の働き方に配慮してもらうことが難しいときは、専門家に相談してみましょう。**産業医*や社会保険労務士、公的な支援機関に相談することができます。**民間の社会保険労務士や弁護士など、相談先はさまざまです。

先生、教えて

Q&A

働くうえで工夫できることはありますか？

外見の変化が気になるときは、ウィッグやメイクなどのアピアランスケアで対処できます（↓P74〜）。

職場では、自分に合わせて空調を変えることが難しい場合が多いので、温度調整できるように服を工夫するとよいでしょう。

また、体調の波やだるさ、ケモブレインやリンパ浮腫などの伝えにくい副作用・後遺症を職場に伝えるときは、主治医から受けた説明を思い出してみましょう。それをもとに、かみくだいて説明すると理解が得やすくなります。

復職後、初めのうちは無理をしないことが大切です。しばらくは体と心を慣らすための期間だと考えるようにしましょう。また、復職前に体力を戻すためにも、通勤のリハーサルをするとよいでしょう。

患者さんの体験談から工夫のヒントを得ることもできます。患者会やSNSなども参考にしてみましょう（↓P66）。

＊会社の健康管理を担う医師のこと。労働者が50人以上いる会社の場合、必ず選任される。

コラム

病歴があるからといって就職活動を諦める必要はありません。

復職後、実際に治療と仕事を両立してみて、やはり難しいと感じることもあります。そんなときは、転職するのもひとつの方法です。また、乳がんと診断されて〝びっくり退職〟した場合など、すでに仕事を辞めてしまった患者さんでも、もちろん就職活動をすることはできます。

一度仕事を辞めてしまうと、乳がんに罹患《りかん》したことが不利になって、再度就職することが難しいのでは、と考えるかもしれませんが、そんなことはありません。そもそも、**就職活動において、乳がんに罹患したことは公表しなくてもよいので**す。

就職活動の際も、職場に伝えておきたいことは復職時と同じです。「自分ができること」をメインに、必要があれば「配慮してほしいこと」を明確にして伝えるようにしましょう。病名や状況、治療について詳細に伝える必要はありません。

＼ がん患者さんのための就職支援 ／

就労セカンドオピニオン

お金、復職、再就職、職場の人間関係など

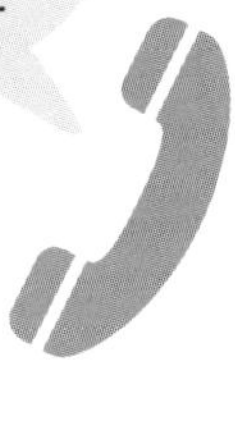

CSRプロジェクト（→P169）が運営する無料の電話相談。社会保険労務士などの専門家に仕事について相談できる。事前予約が必要。

長期療養者就職支援事業

病院やハローワークで相談できる

厚生労働省が進める事業。がんなどにより、長期的に療養が必要な方を対象とした専用の相談窓口を、病院やハローワークに設置している。

第5章

新しい生活スタイルで自分らしく過ごす

☑ 体力はゆっくりと回復していこう

手術後治療中は体力が落ちている

手術を受けることは、とても体力を使います。また、入院や治療の副作用などで、あまり動けない期間が続くと体力も筋力も落ちていきます。

とくに、放射線治療と薬物療法を受けているときは、治療による体への負担が大きく、体力が落ちやすくなります。それに加えて治療中は、気持ちがふさぎ込むなどして、心身ともに疲れてしまうことがあります。それによって、食欲が低下して栄養状態が悪くなったり、だるさから活動量が少なくなったりすることもあります。そうなると、「疲れるから動かない。動かないから体力が低下する」といった悪循環におちいってしまいます。

手術後は安静にして体を休ませることが最優先です。そして、手術の痛みが落ち着いてきたら、治療や生活を続けていくために、体力を回復することが必要です。退院後は、自分の体調に合わせて焦らずにゆっくりと体力の回復を目指しましょう。

体力を回復するポイントは食事・運動・睡眠

規則正しい生活を送ることが体力を戻す基本です。規則正しい生活とは、なるべく毎日同じ時間に起き、寝ることを心がけ、バランスのとれた食事を3食きちんと食べることです。また、日中に適度に動くことが、規則正しい生活リズムにつながります。

規則正しい生活を送ると、心理面でもよい効果が得られ、ＱＯＬ（生活の質）も高まることがわかっています。

不活動にならないように注意しよう

ただじっとしていることが、体を休ませることではありません。

何もせずにじっと動かない〝不活動〟の状態でいると、数週間で、どんどんと筋力や心肺機能が低下し始めます。そのままにしておくと10分間歩くことも難しくなってしまいます。そうなると体力を戻すには、かなりの時間がかかり大変です。また、高齢の患者さんであれば、そのまま寝たきりになってしまう危険性もあります。

●体調がよければ動いてもよい

退院後、体調のよいときは、なるべく動くようにしましょう。まずは、家の階段を上る、簡単な家事をするなどでかまいません。日常生活の動きがリハビリになります。治療中から、生活のなかで少しでも動くことを意識すると、運動習慣をつけやすくなります。

先輩たちの体験談

術後、体力を戻すのが大変でした。

抗がん薬の治療中、副作用が心配で、できるだけ体力を温存しておこうと思いました。そのために、なるべく動かないようにしていたのです。

風邪を引いたときと同じように、ひたすら休んでいました。体力を温存するにはじっとしているのが一番だろうと思っていたからです。

それから半年ほど経って外出したとき、駅の階段を上がれなくなっていました。筋力も体力も落ちきってしまったのです。ホームに入ってきた電車の風にあおられて、よろめいてしまうくらいでした。

リハビリの先生に尋ねたら「体力を温存するためには、なるべく運動をしたほうがよい」ということを、初めて知りました。

そこから体力を戻すために、散歩をしたり筋トレをしたりするようになりました。今でも、体調のよいときはなるべく運動をするように心がけています。

適度な運動は、心にも体にもよい

適度な運動は再発予防にも効果的

　現在、確実に乳がんの再発リスクを高めるとされているのは、**肥満と喫煙**です。喫煙には、**受動喫煙（間接的にたばこの煙を吸うこと）**も含まれます。

　肥満であるかどうかにかかわらず、乳がん患者さんが運動をすることで、死亡リスクが減った・予後が改善したという研究もあり、運動が再発リスクを下げることは、ほぼ確実と考えられています。

　また、適度な運動は体だけでなく心理的・社会的な面でもよい効果があるといわれています。QOL（生活の質）を向上する一助となるでしょう。

リンパ浮腫《ふしゅ》の発症や悪化を予防できる

　運動で肥満を防ぐことは、リンパ浮腫の発症・悪化予防にもよいとされています。そのため、リンパ浮腫を発症する可能性がある患者さんとリンパ浮腫を発症している患者さんには、運動や食事による体重のコントロールがすすめられます。

　リンパ節を郭清《かくせい》した場合は、リハビリ運動から始めましょう（↓P46〜）。

ウォーキングや簡単なストレッチから

　まずは、家の階段を上り下りしたり、家の周りを1周歩いたりすることから始めましょう。また、肩や首を回したり、二の腕やふくらはぎをのばしたりと、簡単なストレッチもやってみましょう。ラジオ体操やテレビ体操などもおすすめです。

　徐々に運動の種類を増やしたり、

負荷が大きい運動にしたり、回数や時間を増やしたりして体力を戻していきます。体力の回復に合わせて行うようにしましょう。

とくに、もともと運動をする習慣があった人は、そうでない人よりも無理をしてしまいがちです。以前と同じように取り組んでしまうと、体が追いつかず、体調が悪くなってしまうことがあるので、注意しましょう。

また、乳房を手術したことによって、体のバランスがとりにくいと感じる患者さんもいます。その場合、下着で左右の乳房のバランスを補正することができます。活用しましょう（↓P80～）。運動の種類によっては、ある程度体を動かすことに慣れてから行うようにしましょう。

1週間で合計2時間半運動するのが目標

適度な運動の目安として、ウォーキングであれば、1週間に合計2時間半程度取り組むことが目標とされています。ランニングであれば、その半分の1週間に合計75分程度が目標になります。運動の種類によって、どれくらい行うかの目安は変化します。

運動の種類や目安について知りたいときは、主治医に相談してみましょう。

先輩たちの体験談

通院前に散歩をしていました。

術後、わりと早くに仕事に復帰し、午後に休みを取って通院治療をしていました。

治療中は、なるべく動くように看護師に言われたので、通院前は少し散歩をするようにしていました。

運動にも向き不向きがあるかと思いますが、私には散歩が向いていました。景色を見て考え事をしながら歩くことは、精神的にもよかったと思います。治療前に心を落ち着かせることができました。

それまで、運動をする習慣はありませんでしたが、今ではほとんど毎日、散歩するようになりました。

楽しんで続けられるものがよい

体が慣れてきたら「ややきつい」と感じる程度の運動を行うようにしましょう。健康の維持・増進目的には、有酸素運動と筋トレが推奨されています。ヨガや水泳、バレーボール、フラダンスなど、どんなものでもかまいません。

運動は継続することが大切です。自分が楽しんで取り組める運動を見つけると、無理なく続けていくことができます。運動をするイベントを行っている患者会や医療機関もあります。参加してみてもよいでしょう。

しかし、あれもこれもやらなくてはいけないと考えて無理をしたり、頑張りすぎたりしないようにしましょう。とくに、体調が悪いときは「毎日何回この運動をする」と決めたとしても、必ず守る必要はありません。

先輩たちの体験談

治療中もスポーツを楽しみました。

私はもともと趣味でバレーボールをやっていました。手術から2か月半ほど経つと、手術の傷も落ち着いてきたので、抗がん薬治療で脱毛中でしたがスウェット素材の帽子を手に、バレーボールに復帰しました。

久しぶりにチームの練習に参加する日はとても緊張したのを覚えています。しかし、実際に参加してみると、チームのみんなは以前と同じように接してくれました。それがうれしかったですね。

それからは、抗がん薬治療中も、体調がよいときは練習に参加しました。試合に出たこともあります。

プレイ中はボールを追うことだけに集中できるので、治療や日々の不安なことを考える暇がなかったのも、自分にとってはよいことでした。また、「がんなのにスポーツをしている私、偉い！」という気持ちにもなって、自信を取り戻すことにもなりました。

術後に運動するときの注意点

屋外で運動するときは、日焼け予防が大切です（→P76）。肌トラブルを防ぐため、虫さされにも気をつけましょう。また、リンパ浮《ふ》腫《しゅ》を発症する可能性がある場合は、汗をたくさんかく運動や腕を酷使する過度な運動は控えます。過度な運動の程度は人によって異なるので、主治医に相談しましょう。

そのほか、運動するときに不安があれば、**ヘルプマーク**を携帯しておくと安心です（→P143）。

リンパ浮腫があるときは圧迫しながら運動する

リンパ浮腫があるときは、複合的治療のひとつとして（→P49）、患部を圧迫しながら運動します。専用のスリーブなどで患部を圧迫しながら、手を握ったり開いたりすると症状を改善することができます。

また、日ごろから運動を心がけ、リンパ液を流れやすくし、肥満も防止しましょう。ただし、腕を使う運動や過度な運動は避けます。

リンパ浮腫のスリーブ（一例）

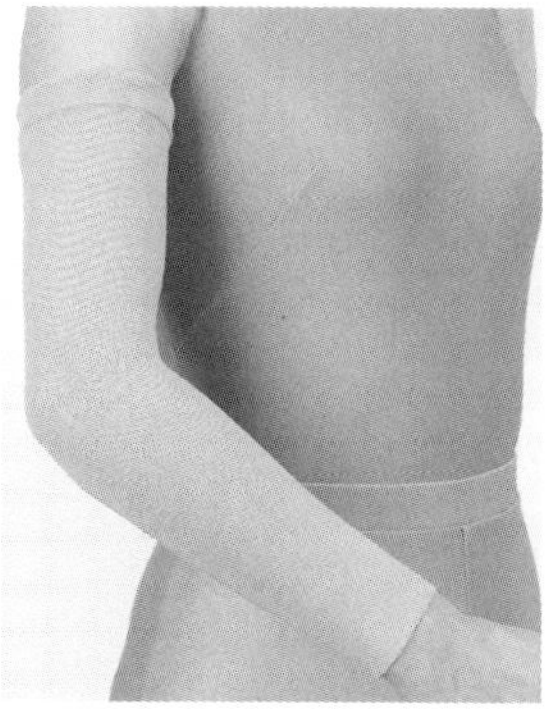

弾性の布でできている。圧迫する範囲によってさまざまな商品がある。

写真提供：ユコー

先生、教えて

Q&A

たくさん汗をかけばリンパ浮腫はよくなりますか？

リンパ浮腫のむくみは、汗をかいたからといってむくみが解消するわけではありません。

むしろ、だらだらと流れるほどの汗をかく運動を行うと、リンパ液の量も増えてしまうおそれがあります。そうなると、リンパ浮腫が悪化する危険性があります。

リンパ浮腫は、体重のコントロールによって改善します。適度な運動にとどめましょう。

バランスのよい食事を目指そう

術後は食生活が乱れやすい

手術後や治療中は、吐き気やだるさなどの副作用、治療のストレスから食欲がなくなったり、味覚障害から食べ物をおいしいと感じられなくなって食が細くなったりすることがあります。

食事が不十分だと、エネルギーや栄養素が不足して体力が落ちてしまいます。体力が落ちると、治療が続けられなくなったり、日常生活に影響が出たりするだけでなく、感染症のリスクが高まったり、精神的にも悪影響が及んだりします。

逆に、治療のストレスから食べすぎてしまう患者さんも多く見られます。また、副作用で食事をつくることが難しくなって、品数が減る・菓子パンなどの手軽な食事が続いて栄養が偏ることもあります。

毎日3食 いろいろな食材を食べる

乳がんの治療中は**バランスのよい食事**を心がけましょう。

そのためには、まず、毎日3食、朝・昼・夜に食べることが大切です。食事を抜いたり、間食をしたりすることはなるべく避けるようにしましょう。

毎回の食事で意識したいのは、エネルギーと栄養素のバランスです。エネルギーは1日のエネルギー摂取目安量を守り、エネルギー源となる炭水化物と脂質、たんぱく質はバランスよくとりましょう（→左図）。

エネルギー源となる栄養素のほかに、体の調子を整えるビタミンとミネラルも毎日とりたい栄養素です。野菜や果物、きのこ、海藻

食事のバランスをよくするポイント

ポイント1 1日の摂取エネルギーを守る

1日＝1400～2000kcal

例） 3食で割る

朝 400kcal

昼 600kcal

夜 600kcal

１日の摂取エネルギーを守りながら、３食の摂取エネルギーがなるべく均等になるように心がける。

＼ エネルギー源のバランスも意識！ ／

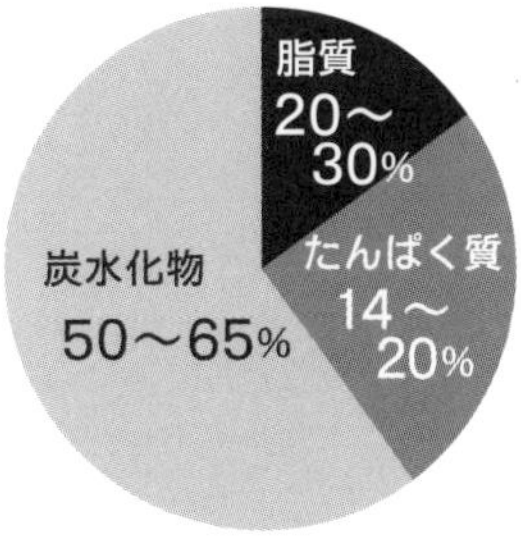

上記のバランスを目指して、３つのエネルギー源をとる。偏ると肥満につながるので注意。

ポイント2 毎食 主食・主菜・副菜を食べる

主食
ごはん、パン、うどん、そば など

主菜
肉、魚、卵、大豆製品 など

副菜
野菜、きのこ、いも、海藻、果物 など

３つの料理を意識することで、多くの食材を食べることができ、栄養バランスがよくなる。主食と主菜を組み合わせた丼物などもOK。

＼ 5つの栄養素も意識！ ／

炭水化物　脂質

たんぱく質

ビタミン　ミネラル

体の基礎や活動源になるので、５つの栄養素は毎日とるように心がける。

※厚生労働省・農林水産省「食事バランスガイド」より改変

類などに多く含まれています。

エネルギーや栄養素のバランスを見直すときは、これまでの自分の食生活を振り返り、これまであまり食べていないものに注目してみましょう。食べていないものを把握しておき、日ごろの食事で意識して食べるように心がけます。

乳がんを改善する食材も悪化させる食材もない

乳がんを治したり、再発を防いだりする食材はありません。また、肉や脂肪分をとるとがんによくないといわれることもありますが、乳がんを悪化させる食材もありません。

一部の抗がん薬治療中は、グレープフルーツを食べてはいけないといわれますが、乳がん自体を悪化させることはありません。ただし、柑橘類に含まれるフラノクマリン類の作用で副作用が強く出る可能性があるため、食べすぎないように注意が必要です。

食事については、ネットや本などでさまざまな情報があふれていて迷うこともあるでしょう。しかし、**現在はっきりとした医学的根拠があるものはありません。**

ちなみに、大豆製品に含まれるイソフラボンには、乳がんの再発リスクを下げる可能性があるとして研究が進められています。

生ものはできるだけ新鮮なものを

薬物療法中は、感染症リスクが高まります。そのため、生肉や生牡蠣などは、食中毒の観点から避けたほうがよいでしょう。

スーパーなどで購入できる生野菜や果物、魚の刺身などは、それを食べること自体による悪影響はありません。ただし、細菌が付着している可能性があるので、食べるときはしっかり洗ったり、新鮮なものを食べたりするようにしましょう。

医師から食事について指導がある場合は、それに従ってください。

お酒やお菓子はほどほどに

現在、アルコールを摂取することによって、乳がんの再発リスクや死亡リスクが高まる可能性は低いと考えられています。

しかし、閉経後の場合、アルコールが乳がん発症のリスクを高めることはほぼ確実といわれています。また、そのほかのがんの発症リスクも高めることがわかっています。

お酒を飲むときは、1日の摂取目安を守るようにしましょう。日本酒なら1合（180mL）、ビールなら中瓶1本（500mL）、ワインならグラス2杯（200mL）です。ただし、たまにであれば、飲みすぎてしまっても心配することはありません。

また、お酒を飲んでいるときは、おつまみでエネルギーをとりすぎてしまう人も多いので、注意しましょう。

お菓子類も食べること自体に問題はありません。しかし、お菓子類は少量でもエネルギーが高いものが多いため、食べる量に注意が必要です。

肥満は乳がんの再発リスクを高めます。お酒もお菓子も肥満にならない程度にとどめるようにしましょう。

先輩たちの
体験談

食事に気をつかいすぎていました。

乳がんと診断されてから、なぜ自分が乳がんになったのか悩み、考えました。そして私が出した答えは「食生活をおろそかにしていたから乳がんになったんだ」ということでした。

それからは無農薬野菜を食べたり、添加物などをとらないようにしたりと食事にこだわりました。パンも自分で一から作るほどでした。

しかし、気をつかいすぎた結果、食べすぎてしまったように思います。ホルモン治療の影響もあって、治療中に体重が増えてしまいました。

今振り返ると、乳がんへの不安から、何かしないと気が済まなかったのだと思います。今はその不安も落ち着いてきたので、乳がんを気にしすぎて生活を制限するよりも、やりたいことやって楽しもうと考えるようになりました。

今は「食べすぎないこと」だけを気をつけています。食事は少し不摂生になってしまいましたが、それでもよいと思っています。

サプリメントをのむときは主治医に相談を

乳がんに罹患《りかん》する前からのんでいるサプリメントがあり、そのサプリメントを継続してのみたい場合は、主治医に相談してみましょう。新たにサプリメントをのみたい場合も、どのサプリメントをのみたいのか、きちんと主治医に伝えるようにしてください。

もし、体調に変化があったときは、サプリメントが影響していることも考えられます。適切な対応ができるよう、どういったサプリメントをのむのか、主治医に知らせておくことが大切です。

現在、乳がんが治ったり、再発を抑えたりするようなサプリメントはありません。大豆に含まれるイソフラボンには再発予防効果が期待されていますが、サプリメントでイソフラボンをとることについては、安全性が認められていません。

食生活の悩みは医師や管理栄養士に相談

食欲がわかない、何を食べたらよいのかわからないなど、食生活について悩みがあるときは、主治医に相談してみましょう。吐き気や味覚障害、口内炎など、症状によっては、薬で対処することもできます。

また、管理栄養士に相談するのもよいでしょう。管理栄養士は食事の専門家です。献立や調理の工夫についてアドバイスをもらうことができます。

先輩たちの体験談

大好きなお酒はごほうびにしました。

治療中は、バランスのよい食生活を心がけていました。でも、お酒が大好きなので、やめることはしませんでした。「ちゃんと治療してるんだから、少しお酒を飲むくらい大丈夫」とつらい治療を頑張っているごほうびに、体調がよいときはお酒を楽しむ。好きなことやリラックスする時間を持てたことで、つらいだけの治療にならずに済みました。栄養も大切ですが、おいしいと思えるものを飲んで食べること。食事は楽しめることが一番だと思いますよ。

先生、教えて Q&A

食欲がないときはどうしたらいいですか?

食欲がないときは、栄養素や量を気にするよりも、食べられるときに食べられるものを食べるようにしましょう。少量でエネルギーが高い食品を食べたり、間食を取り入れたりするとよいでしょう。料理によっては、はちみつやマヨネーズなどの調味料をプラスすると、エネルギーを増やすことができます。

また、食が細くなっているときは、水分が不足しがちです。意識して水分をとるようにしましょう。

食欲が回復してきたら、徐々に食事の量や品数を増やしてバランスよく栄養素をとるようにします。

●においに敏感なとき

料理は温かいとにおいを感じやすくなるので、冷やしてから食べるとよいでしょう。においがあまりせず、食べやすくなります。

また、なるべく時間をかけずに食べる、食事のときはアロマなどのにおいがあるものを遠ざけるなど工夫してみましょう。

●口内炎があるとき

とろみをつけたり、食材を細かくしたりして飲み込みやすくするとよいでしょう。酸味や香辛料を控え、料理の温度を人肌程度にして刺激を少なくします。氷をなめて口の中を冷やすと、症状が緩和します。

つらい場合は、のみ薬や塗り薬で対処することができます。主治医に相談してみましょう。

●味覚障害があるとき

口の中が甘く感じるときは、甘味を控え、塩味を少し濃い目にしたり、香辛料を使ったりして、味にアクセントをつけるとよいでしょう。

また、口の中が苦かったり金属のような味がしたりするときは、ポン酢など酸味のある味つけがおすすめです。マヨネーズで苦味を抑えることもできます。

また、しょうゆに苦味を感じることも多いので、和食よりも洋食を試してみるとよいでしょう。

味を感じにくい場合は、料理の温度を人肌程度にすると味を感じやすくなります。

日常生活の工夫のしかた

副作用・後遺症とうまくつき合う方法を探す

医師から特別に指示がない限り、治療中、治療後に生活上の制限はありません。これまで紹介したように、仕事や家事、育児をしたり、スポーツを行ったり、旅行に出かけたりすることができます。

一方、これからの生活を考えていくうえでは、副作用や後遺症とのつき合い方を身につける必要があります。**しびれ**があるときは温めて症状を軽くできるようにカイロを持ち歩いたり、**ホットフラッシュ**があるときは体を冷やせるように保冷剤を持ち歩いたり、温度調整ができるように衣服を工夫したりと、うまくつき合っていくための対処法を探しましょう。

対処法を探すときは、患者会やSNS（→P66～）で患者さんの体験談を聞くと参考になります。取り組みやすいこと、効果が得られるものは人によってさまざまです。自分に合った方法を探し、試してみましょう。

また、リンパ浮腫《ふしゅ》を発症する可能性がある場合は、腕を圧迫しないなど、治療後も日常生活には注意が必要です（→P42～）。

リンパ浮腫があるときは心臓より腕を高く上げる

リンパ浮腫があるときは、症状が悪化しないように「挙上《きょじょう》（心臓よりも高く腕を上げること）」と「体重をコントロールすること」、「無理をしないこと」の3つに気をつける必要があります。

リンパ浮腫は、むくみの程度が日によって変化します。そのため、その日に合った対処が必要です。

むくみがないときでも、リンパの流れを保つために、挙上するように心がけましょう。電車やバスではつり革につかまる、仕事中は30分～1時間おきに腕を上げるなど、挙上を生活に取り入れるように意識しましょう。「トイレに入ったときは腕を上げる」など、取り組みやすい簡単なルールを決めると習慣にしやすくなります。

また、腕を圧迫しないように、荷物が多いときはキャリーバッグを使って運ぶのがおすすめです。

外出時は ヘルプマークがあると安心

ヘルプマークとは、周囲の配慮を必要としていることを知らせるためのものです。ストラップ型になっており、身に着けることができます。ほかの人から見えるように装着しましょう。

また、どんな配慮が必要なのか付属のシールを貼りつけて書き込んでおくこともできます。外出先で困ったときや災害時などに役立つので、お出かけの際は持っておくと安心です。

ヘルプマークは**各自治体が指定する配布場所で、無償で受け取ることができます**。自分が住んでいる自治体のホームページを確認してみましょう。

［ヘルプマーク］

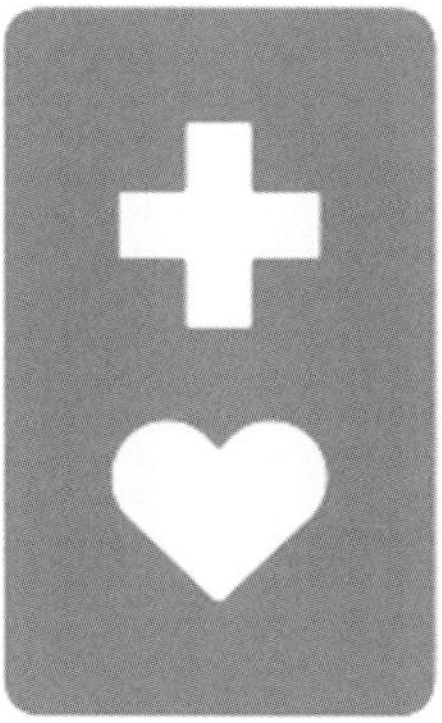

画像提供：東京都福祉局

先生、教えて Q&A

治療中にワクチンを受けてもいいですか？

治療中、免疫機能が低下している場合は基本的にワクチンの接種を控えます。ただし、新型コロナウイルスのワクチンは治療中も受けることができます。また、65歳以上の患者さんは、治療中でも肺炎球菌のワクチンを打つことをすすめています。

治療後、ワクチンを接種したい場合は主治医に確認して手術と反対側の腕に注射します。

自分に合った生活スタイルを考えよう

もとの生活に戻るよりも新しい生活を築く

治療をしていくなかで、乳がんと診断される前の生活に戻れるのか、と不安を感じることも多いでしょう。しかし、手術した乳房や治療の後遺症などがあり、なかなかもと通りに戻すのは難しいものがあります。また、ご自身の年齢や家庭・仕事の環境、人間関係などの面でも以前の自分とは変化した部分があることでしょう。

　もとの生活に戻そうと考えるよりも、今の自分に合った新しい生活を目指してみてはいかがでしょうか。そう考えることで、これからの生活への不安や悩みが軽くなり、自分らしい生活を送ることができるかもしれません。

　これまでに紹介したグッズや対処法、情報から自分に必要なものを取り入れていくことも、新しい生活といえます。

生活のなかで乳がんをどうとらえるか

　乳がんの経験から得られたものがあると考える人がいたり、治療が終わればもう過ぎたことだと考える人がいたり、乳がんに罹患《りかん》したことをどうとらえるのかは人それぞれです。

　今後の生活を送るうえで、自分は乳がんについてどうとらえていくのか、考える時間を設けてみるとよいでしょう。ただし正解はなく、その答えは自分のなかにしかありません。その答えは状況や時間とともに変化する場合もあるでしょう。

　同じ境遇の患者さんの話からヒントを得ることもあります。いろいろな考え方を知り、自分なりの考え方を見つけましょう。

新しい生活スタイルを築くために

生活の知恵や考え方のヒントを得る

患者会やSNSなどを通じて患者さんたちの体験談を聞いたり、本やサイト、動画などで知識やヒントを得る。ただし、正しい情報かどうか注意しよう。

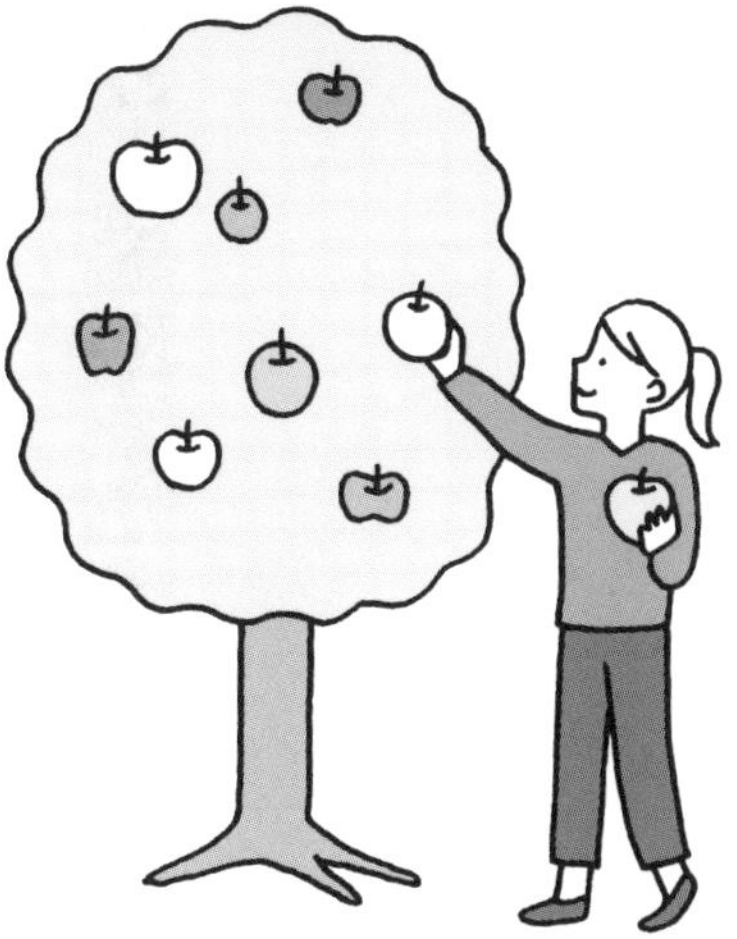

情報や知識は、ありかを知っておくと安心

すべてを一度に知る・準備する必要はない。「○○が起きたら、△△を見ればいい」など、信頼できる情報源を知っておくことが大切(→P166～)。

自分で納得して選ぶ

いろいろな情報のなかから、今後の生活に取り入れたいことを選ぶ。選択肢が多いと、自分に合ったものを選びやすく、納得しやすい。

先輩たちの体験談

乳がんになってから考え方が変わりました。

気分が落ち込んだとき、人にそれを気づかれるのも、気をつかわれるのも、落ち込んでいる自分自身も嫌でした。

でも「落ち込んでいるってことは、自分は悲しんでいる。こんなに悲しい気持ちになるくらい大切なことなんだ」と考えるようになりました。

落ち込んでいる理由を考えると、自分にとって大切なことがわかると気づいたんです。それから落ち込んでいる自分を受け入れることができるようになったし、人に頼ることもできるようになりました。

コラム

“○○療法”などの補完代替医療は始める前によく考えましょう。

補完代替医療とは、ふだん受けている病院での医療を補う、もしくはとってかわる医療のことです。しかし、**これらは効果や安全性について科学的に証明されておらず、保険適用もありません。**

乳がんの補完代替医療には、免疫療法（免疫チェックポイント阻害薬以外のものすべて）、高濃度ビタミンC療法、温熱療法、サプリメント（アガリクスやメシマコブ）などがありますが、どれも効果が証明されていません。そのうえ、副作用だけが現れる可能性も高いため、乳がんの治療としてはおすすめできません。

そのほか、漢方やハーブ、マッサージ、気功などもあります。はり治療や心理療法など一部の補完代替医療には、副作用やストレスを和らげる効果が認められています。

これらを受けたい場合は、主治医に相談してください。

＼ 先輩たちは民間療法を試した？ ／

●お金のかからないことだけ試しました

胡散《うさん》臭いものや高額なものは試しませんでしたが、何かしないと不安で、体が冷えないように靴下を2枚重ねてはいていました。

●始めたらやめどきに困ると思ってやりませんでした

高額だし、途中でやめてしまったときに「やめたせいで再発するのでは」と不安になると思ってやりませんでした。

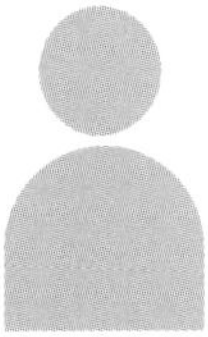

第6章

もしも再発したら——
乳がんの最新治療法

乳がんの基礎知識

遺伝子が傷ついた細胞ががん細胞

がんは、一生のうち2人に1人がなるといわれる病気です。

がんは、私たち自身の細胞の遺伝子が、ウイルスなど何らかの原因で傷つき、エラーを起こすことから始まります。だから、がん自体は感染するものではありません。

傷ついた異常な遺伝子は「前がん状態」といわれます。やがてアクセルを踏んだまま、ブレーキが効かなくなったように異常な細胞が増殖を重ねると、がんになります。

乳がんは乳腺にできるがん

乳房の中は乳汁《にゅうじゅう》を分泌する乳腺があり、柔らかい脂肪組織に包まれています。乳腺の先にはぶどうの実のような小葉《しょうよう》があり、ここで作られた乳汁は、ぶどうの軸に当たる乳管を通って、乳頭（乳首）から分泌されます。

これら乳腺組織の細胞にできるがんが、乳がんです。乳がんは、女性がかかるがんのなかでは最も多く、とくに、40代以上で罹患《りかん》する人が増加します。また、乳がんはほかのがんと比べて、若い世代の患者さんが多くみられます。15〜39歳を**ＡＹＡ**《アヤ》世代といいますが、乳がんでは、全体の約5％がＡＹＡ世代の患者さんです。

乳がんの発症には、女性ホルモンのエストロゲンが大きく関わっています。背景には、初潮が早い、閉経が遅い、出産経験が少ないなど、エストロゲンの影響を受ける期間の長さがあります。

しこりができるとは限らない

乳がんの自覚症状のひとつに、

乳房で触れるしこりがあります。しかし、しこりはある程度の大きさがないと自分で見つけるのは難しいものです。しこりになる前の乳腺の変化をマンモグラフィなどで見つけられることがあります。乳がんは早期発見・早期治療で治ることが多いがんです。そのため、定期的に検診を受けることが大切です。

　しこりの原因は乳がんだけでなく、月経周期と連動して起こる乳腺症や授乳期に現れる乳腺炎、良性の腫瘍の場合もあります。また、皮膚の下に脂などがたまっておできのようになる粉瘤《ふんりゅう》などの可能性もあります。気になったら乳腺外来を受診しましょう。まれに、しこりができない炎症性乳がんもあります。

乳がんと乳房の構造

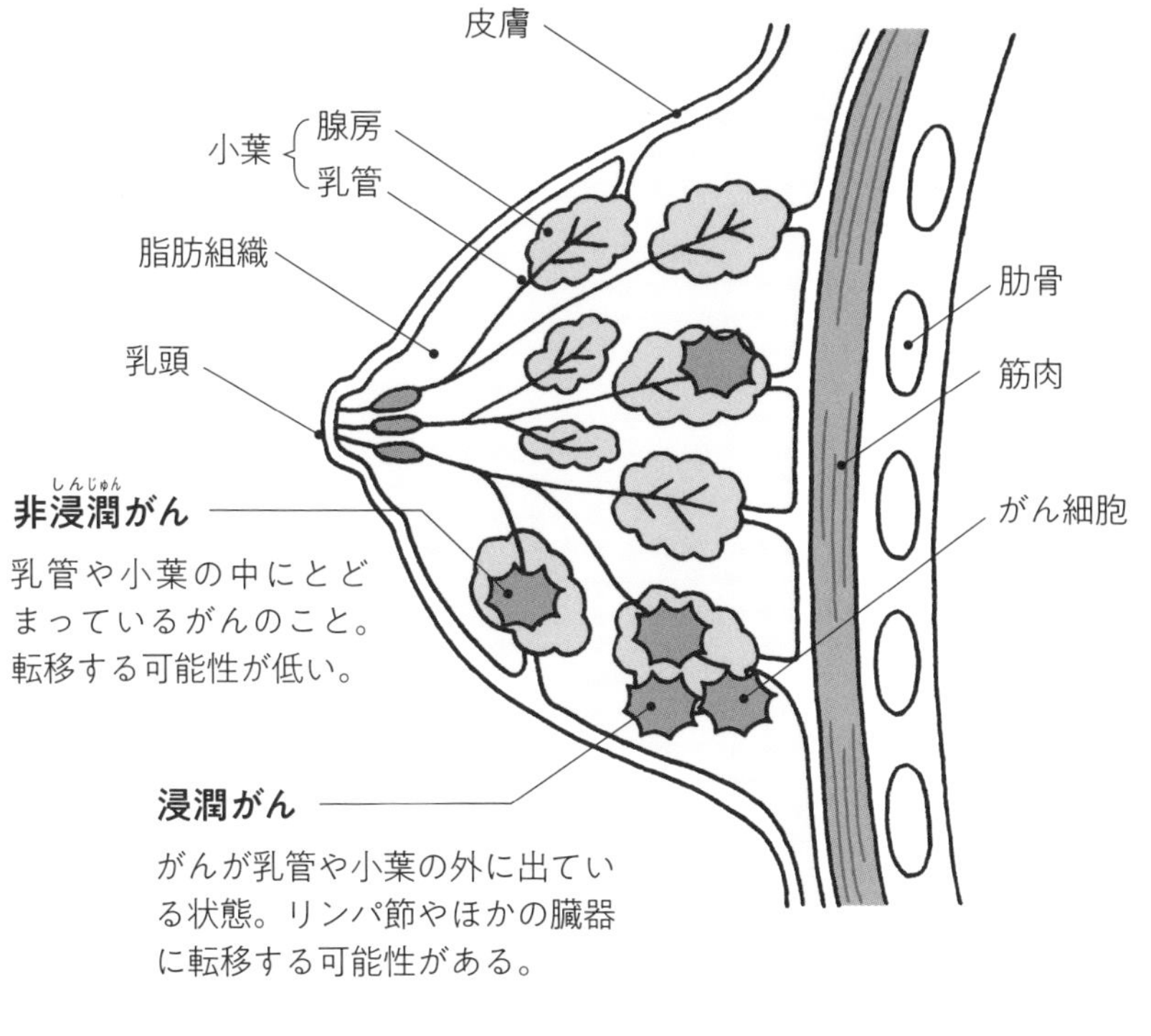

乳がんの進行度で病期が決まる

乳がんは、広がりや進行度によって**病期**（ステージ）に分けられます。

がん細胞が乳管や小葉内にとどまっている**非浸潤《しんじゅん》がん**は早期のがんで、0期にあたります。しこりも触れません。一方、がん細胞が増殖して、リンパ管や血管など周囲の組織に染み出て広がった状態を**浸潤がん**と呼びます。また、がん細胞が最初の場所からリンパ管や血管を流れて、離れた場所に移動することを**転移**と呼びます。

Ⅰ期からⅢ期までは、しこりの大きさや浸潤の有無、リンパ節への転移の有無、胸壁や皮膚への影響によって細かく分類されます（↓左上表）。

乳がんの性質でサブタイプに分類する

乳がんは、がん細胞の持つ特徴からも分類できます。

がん細胞が持つたんぱく質には、増殖能力の高い「ＨＥＲ２《ハーツー》」や「Ｋ《ケー》ｉ《アイ》67」が知られ、どちらも進行スピードが速いことが懸念されます。

一方、がん細胞に「ホルモン受容体（エストロゲン受容体とプロゲステロン受容体）」があると、エストロゲンやプロゲステロンなどの女性ホルモンによって増殖しやすいことがわかっています。

これらの特徴によって乳がんはおもに、5つの**サブタイプ**に分けられます（↓左下表）。サブタイプ分類は、たとえば「ホルモン受容体陽性の乳がんにはホルモン治療」など、効果的な治療選択につながります。

治療選択のときには、ＰＤ－Ｌ１やＢＲＣＡ遺伝子を参考にすることもあります。

ＰＤ－Ｌ１は、がん細胞が持つ分子で、免疫細胞の活動を停止させ、がん細胞を攻撃できなくしてしまいます（↓Ｐ39）。トリプルネガティブ型の場合、再発乳がんではＰＤ－Ｌ１を検査し、陽性であれば**免疫チェックポイント阻害薬**を使用します。

遺伝性乳がんの疑いがあり、ＢＲＣＡ１もしくはＢＲＣＡ２遺伝子が陽性（病的バリアントをもつ）の場合は、**ＰＡＲＰ《パープ》阻害薬**が治療の選択肢のひとつになります（↓Ｐ39）。

[乳がんの病期（ステージ）]

0期	非浸潤がん
Ⅰ期	しこりの大きさが2cm以下で、リンパ節や別の臓器への転移がない。
ⅡA期	しこりの大きさが2cm以下で、わきの下のリンパ節に転移がある。または、しこりの大きさが2～5cmで、リンパ節や別の臓器への転移がない。
ⅡB期	しこりの大きさが2～5cmで、わきの下のリンパ節に転移がある。または、しこりの大きさが5cmを超えるが、リンパ節や別の臓器への転移がない。
ⅢA期	しこりの大きさが5cmを超える。わきの下のリンパ節に転移がある。
ⅢB期	しこりの大きさやリンパ節への転移の有無にかかわらず、皮膚にしこりが出ていたり、崩れたり、むくんでいるような状態や炎症性乳がん。
ⅢC期	しこりの大きさにかかわらず、わきの下のリンパ節と胸骨の内側のリンパ節の両方に転移がある、または鎖骨の上下にあるリンパ節に転移がある。
Ⅳ期	別の臓器に転移している。

[乳がん——5つのサブタイプ]

サブタイプ／性質	ホルモン受容体		HER2	Ki67値
	エストロゲン	プロゲステロン		
ルミナルA型	○	○	×	低
ルミナルB型（HER2陰性）	○	△または×	×	高
ルミナルB型（HER2陽性）	○	○または×	○	低～高
HER2型	×	×	○	低～高
トリプルネガティブ型	×	×	×	低～高

※○＝陽性、△＝弱陽性、×＝陰性

再発を早期発見するためのセルフチェック

月に1回のセルフチェック

経過観察では、再発を早期に見つけるために、乳房をセルフチェックします。温存した乳房や手術していない側の乳房、全摘手術を受けた場合は胸壁や皮膚を確認しましょう（→P154～）。

治療中、そして治療を終えてからも月に1回程度はセルフチェックを続けます。乳がんと診断されてから自分の胸と向き合うのは、勇気がいることかもしれません。しかし、再発に早く気づくことが、命を守ることにつながります。

女性にとって、乳がんは誰でもなりうる病気です。家族や友人など周囲にも、ぜひ、月に1回のセルフチェックとともに、年に1回の乳がん検診をすすめてください。

自覚症状がなければ定期検診だけでもよい

セルフチェックで自覚症状がなければ、再発のチェックは、定期検診と年に1回のマンモグラフィで十分です。手術していない乳房だけでなく、温存した乳房や再建した乳房もマンモグラフィで検査をします。

自覚症状がないときに、マンモグラフィ以外の検査を定期的に受けて再発や転移を早く見つけても、生存率は向上しないとされています。たとえば、再発検査のひとつである腫瘍マーカーでは、血液検査で体内にがん細胞があるかどうか推測し、数値化します。しかし、がん以外にも反応することがあり、再発がんの早期発見には不向きです。

再発を心配して頻繁に再発検査を行うと経済的にも精神的にも、負担が増えてしまいます。再発予防は定期検診とセルフチェックにとどめて、心配しすぎずに日常生活を過ごしましょう。

疑いがあれば必ず医療機関に行く

セルフチェックで155ページの症状があれば、定期検診を待たず、早急に受診しましょう。

そのほか、遠隔転移を疑う自覚症状があるときも、迷わず主治医に相談しましょう（→P158〜）。

生検しやすい場所に再発の疑いがある場合は、原発がんと同様に細胞診や組織診を行い、がん細胞の有無や性質などを確認します。

確定診断が出れば広がりを調べる

病理検査の結果が出れば、これが確定診断となります。検査結果を聞きに行く日を医師に確認し、信頼できる人につき添ってもらうとよいでしょう。

がんの確定診断が出たら、治療方針の決定に向けて、さらに検査が続きます。ＣＴ（コンピュータ断層撮影）やＭＲＩ（磁気共鳴画像撮影）、ＰＥＴ（陽電子放出断層撮影）などを使い、がんの広がりを調べます。

検査の結果、局所再発の場合は治癒《ちゆ》を目指して治療します。遠隔転移の場合は、がんの進行や症状を抑える目的で治療をします（→Ｐ158〜）。

先生、教えて

Q&A

マンモグラフィではどうして乳房を引きのばすんですか？

マンモグラフィでは、胸をなるべく平らに引きのばして撮影します。これは、エックス線にはがんも乳腺も白く映る特性があり、なるべく乳腺の重なりを避けて撮影するためです。

日本人は乳腺の密度が高い**高濃度乳房**（デンスブレスト）が多く、とくに若い世代ほど、乳腺が発達していて痛みを感じやすいといわれます。

また、画像が白くなり病変が見つけづらいため、超音波エコー検査の活用もすすめられます。

セルフチェック　4つのポイント

ポイント

1 見て、触って、乳房を知る

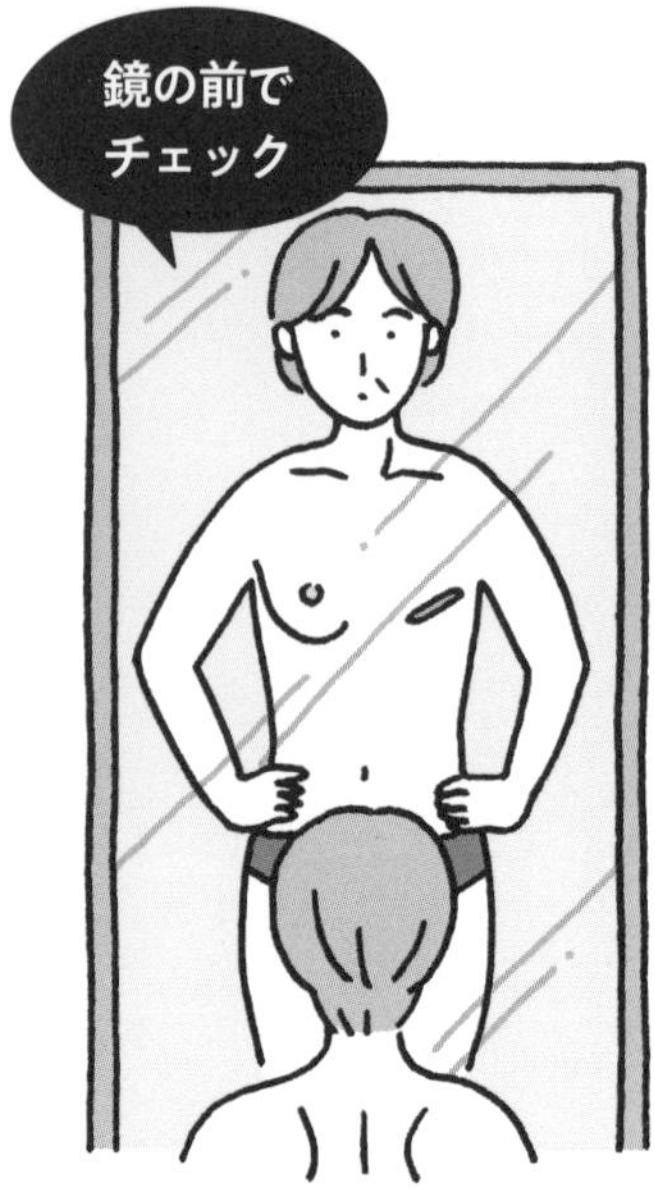

チェックのときのポーズ

- 手を腰に当てる
- 手を上げる
- 手を下げる
- 体を反らす　など

着替えや入浴のときなどに、乳房や胸壁を見る。いろいろな姿勢を取って、乳房の形などに変化がないかチェックする。

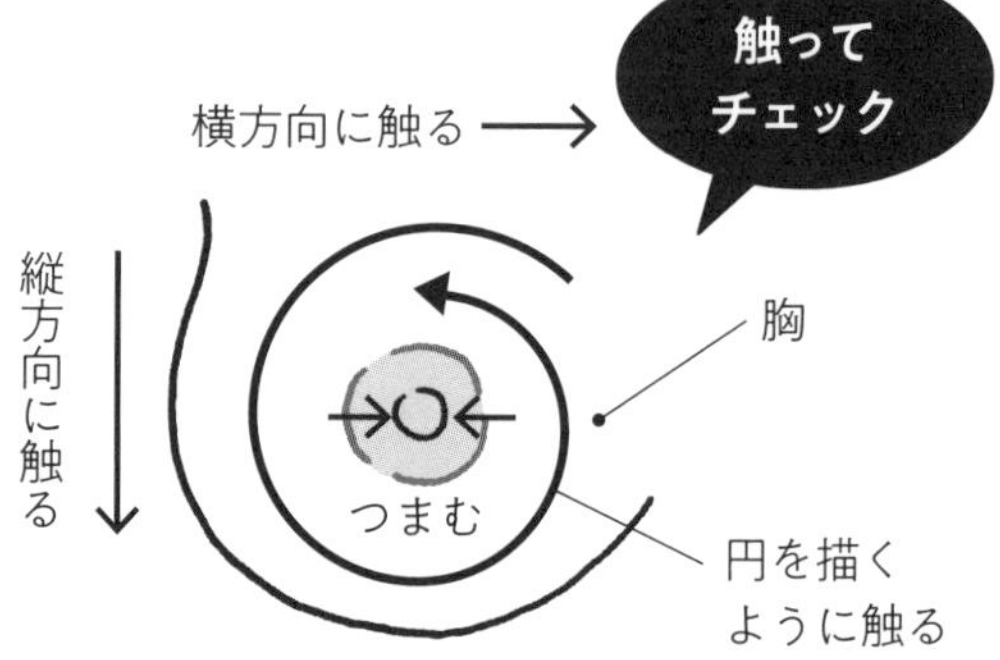

優しく押しながら乳房や胸壁を触る。ハンドクリームや石けんなどで、指の滑りをよくするとやりやすい。

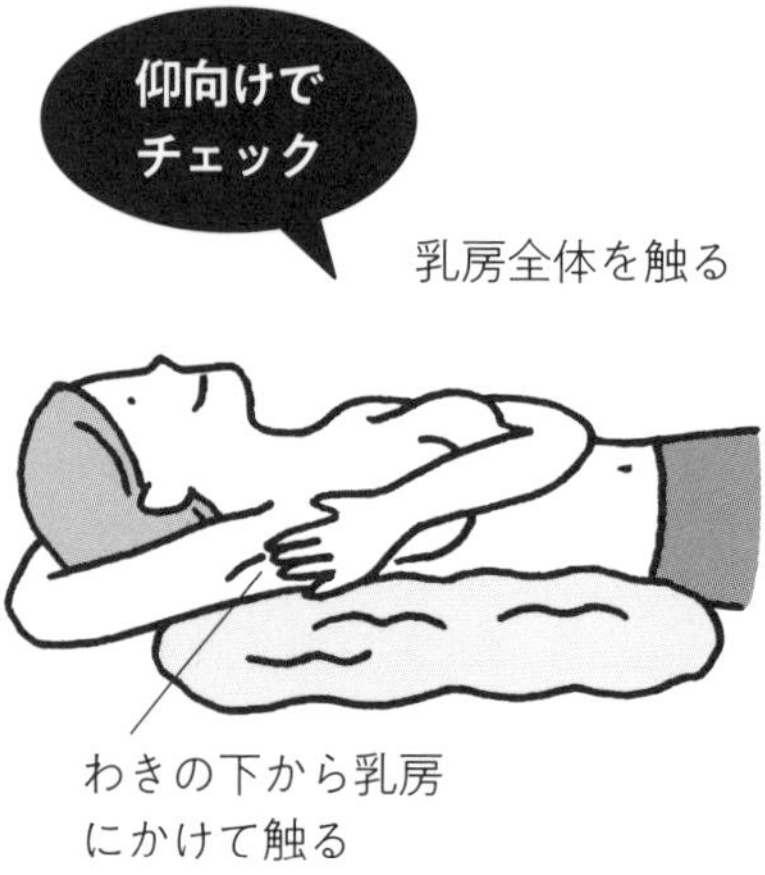

仰向けになり、乳房や胸壁を触る。また、腕を上げてわきの下までチェックする。上体を起こしているときよりも、変化に気がつきやすいこともある。

＼ポイント／
2 変化に気づく

- ☑ 皮膚のへこみ・くぼみ
- ☑ 皮膚のひきつれ
- ☑ 乳輪・乳頭のただれ・変形
- ☑ 乳頭からの分泌物
- ☑ 皮膚の炎症・赤み
- ☑ 乳房・わきの下・胸壁のしこり
- ☑ 乳房の痛み

チェックするときは、左のことに注意する。しこり以外に注意したい症状も知っておこう。

＼ポイント／
3 2で当てはまるものがあれば診察を受ける

疑いがあれば、迷わずすぐに主治医に伝えて検査を受ける。

＼ポイント／
4 定期検診を受ける

治療後の検診	・問診　・視触診 ・年に１回のマンモグラフィ

治療後も定期検診で問診と視触診を受ける。定期検診の頻度は、人によってさまざま。マンモグラフィは年に１回受ける。

＼先生、教えて／
Q&A

ほかのがん検診は受けたほうがいいですか？

手術後の定期検診は、あくまで乳がんのためのものです。一方、職場や地域ごとに行われるがん検診や健康診断は、乳がん以外のがんや血圧、血糖値など生活習慣に関わる病気を検査するためのもので、目的が異なります。乳がん検診とは切り離して受けましょう。

健康診断は年に1回、がん検診はがんの種類と年齢に応じて受けることがすすめられています。

乳がんの再発には2種類ある

局所再発と遠隔転移がある

乳がんの再発とは、治療で徹底的に取り除いたがん細胞のうち、ごく小さなものが逃れて体の一部に入り込み、時間とともに大きくなったものです。一般的にがんの再発は5年以内のことが多いのですが、乳がんは、それ以降の再発も珍しくありません。ホルモン受容体陽性の場合では、10年以上経って起こることもあります。

再発乳がんは**局所再発（局所領域再発）**と**遠隔転移**に分類されます。局所再発は、手術した乳房の周囲の皮膚やわき下のリンパ節などに現れたもので、多くは定期検診で見つかります。

一方、遠隔転移はリンパ液や血液に乗ってがん細胞が、乳房から離れたリンパ節やほかの臓器で見つかるものを指します。たとえ乳房から離れて見つかっても、がんの性質は乳がんと同じであるため、乳がんで使う薬物を用います。

再発が見つかったら まずは相談を

再発がんが見つかると、誰もが不安になり、ショックを経験します。今後の治療に対するモチベーションを保ち、生活を続けていくためには支援が必要です。また、支援は患者さんだけではなく、家族や周囲の人にも必要になります。

不安や悩みがあるときは、がん相談支援センターなどの利用や、**緩和ケア**の受診をおすすめします（→P58〜）。

痛みや病気の進行によって生活に支障がある場合には、**緩和ケア病棟**やホスピスへ入院する選択肢もあります。利用には事前に申し込みが必要なので、主治医やがん

乳がんが再発しやすい場所

遠隔転移

- 骨
- 肺
- 肝臓
- 脳

乳がんを発症したばかりのときに、すでにがん細胞の“種”が全身に飛んでおり、しばらく経ってからほかの臓器で発症することがある。

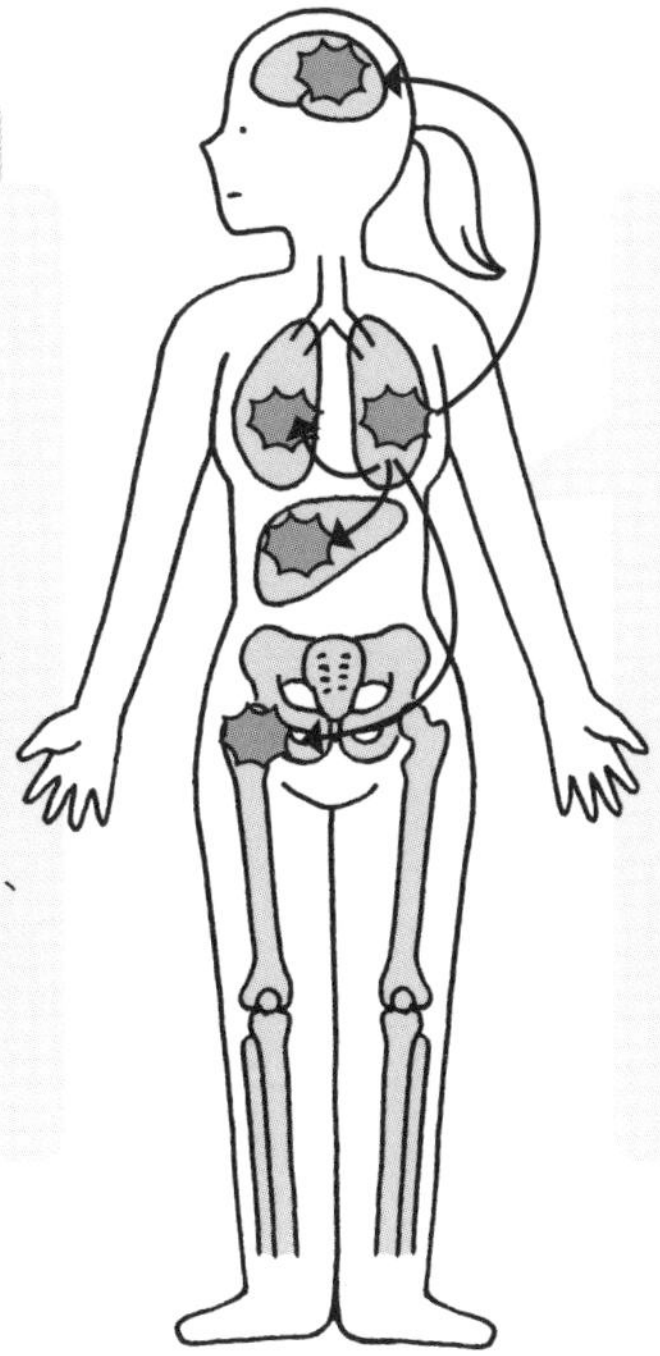

局所再発

- 手術した側の胸
- リンパ節
- 胸壁

乳房温存手術後だけでなく、全摘手術後でも乳房に残っている皮膚や胸壁、リンパ節に再発することがある。

相談支援センターに相談してください。

先生、教えて Q&A

反対側の乳房に見つかった場合は再発ですか？

反対側に乳がんが見つかった場合は、新しくできたがんと考えます。ほかの臓器に転移がなければ、治癒《ちゆ》を目指して原発がんと同様の治療をします。そのため、早期発見・早期治療が大切です。

遺伝性乳がん（↓P21）は、術後反対側に見つかる確率が高いといわれています。

局所再発と遠隔転移は、治療の目的が違う

局所再発では治癒《ちゆ》を目的に治療する

再発の範囲が限られた場所にとどまり、転移がなければ、再度手術療法でがんを切除し、治癒を目指します。温存した乳房に再発した場合、基本的には全摘手術を行います。

その後、必要に応じて薬物治療が行われます。また、手術の前に薬物治療を行う場合もあります。薬の種類は、がんのサブタイプや体の状態に合わせて選択されます。

初発の場合、術後に放射線治療を行って微小ながんの芽をつぶしますが、再発では、以前の照射部分と重なるときは、原則行うことができません。

遠隔転移ではQOLの維持向上を目指す

遠隔転移のがんでは、検査で確認できたもの以外にも、体のどこかに微小ながんの芽があると想定した治療を行います。

治療の中心は薬物療法です。放射線療法は、神経症状による痛み緩和や骨折防止のために行います。患者さんの生活スタイルを大きく損なわないよう、治療のメリットとデメリットを定期的に確認しながら進めます。

遠隔転移で最も多いのは骨転移

遠隔転移で最も多いのは骨への転移です。骨転移には、骨の組織がもろくなる**溶骨性骨転移**と、カルシウムが異常に沈着する**造骨性骨転移**があります。骨転移の多くは背骨や骨盤、大腿骨《だいたいこつ》などの大きな骨に見られ、ひじから先や膝《ひざ》から先の骨には転移がほとんど起こりません。

●骨転移を疑うとき

自覚できる骨転移の症状には、痛み、骨折があります。腰や背中の痛みが急に強まったり消えたりする状態が6週間以上続き、痛み止めも効かないときは、骨転移が疑われます。また、痛みがあり、体重減少を伴う場合も、疑いがあるので受診しましょう。

脊椎に転移すると、神経が圧迫されて手足にしびれや麻痺《まひ》が現れることもあります。この場合は、速やかな治療が必要です。

●骨転移の治療

骨転移した骨がもろくなると、その部分でさらにがん細胞が増殖するため、全身に対する薬物療法を行います。また、ゾレドロン酸やデノスマブなどの骨修飾薬も使います。骨修飾薬は骨がもろくなるのを防ぎ、痛みを軽くする一方、顎骨壊死《がっこつえし》など重大な副作用があるため、口腔《こうくう》ケアが欠かせません。

骨折予防のために整形外科と連携し、人工関節や骨を補強する手術を行う場合もあります。

そのほかの遠隔転移と治療法

●肺転移

肺転移は、長引くせきやたん、息切れなどの自覚症状があります。

肺は、骨転移に次いで乳がんからの転移が起こりやすい場所です。

肺転移では、基本的に薬物治療のみで手術は行いません。ただし、病変が乳がん転移か、新たにできた「肺がん」かどうかはっきりしない場合は、手術で組織を切除して組織診を行うことがあります。

●肝転移

肝臓は症状が現れにくい臓器です。**進行すると腹部の腫《は》れやみぞおち付近に痛みが現れます。**

治療の基本は薬物療法で、放射線療法や手術は、まず行いません。

●脳転移

脳転移も乳がんの転移では、比較的多く見られます。頭蓋骨で包まれた脳ががんで圧迫されると、**頭痛や嘔吐《おうと》、麻痺、けいれんなどさまざまな症状が現れます。**

放射線療法で、痛みを和らげる治療が基本です。全身状態がよく、転移の数が少なければ、手術によるがんの切除が検討されます。

脳の血管と脳組織の間は**血液脳関門**という障壁があります。そのため、通常、薬物療法の効果は一部に限られています。

再発・転移したときの薬物治療

薬を替えながら治療する

再発がんでの薬物療法の目的は、がんの進行を抑えることにあります。このため、初発がんのように**「何クールで終了」と決めず、効果があるうちは薬を使い続けます。**がん細胞に薬に対する「耐性」がついて、効きにくくなることがあれば薬を変更します。

現在は薬の種類も増え、新薬の開発も進んでいるため、リレー形式で1種類ずつ薬を切り替えて治療を続けることができます。薬の切り替えは、一次療法、二次療法と表現します。

治療選択のときには、生活の希望と体調、体力、年齢（閉経かどうか）など体の状態を考えます。薬の効果とデメリット（副作用など）のバランスが取れる治療を医師と相談しましょう。

再発・転移乳がんの薬物治療の決め方

再発・転移がんの薬の選択は、ホルモン受容体やHER2《ハーツー》たんぱくの有無と、BRCAなど遺伝性がん細胞の有無、PD-L1の有無などによって薬の分類があります。また、それぞれの薬には、効果のある標準的な投与間隔や量が決められています。

再発乳がんのサブタイプは、最初に見つかった原発乳がんのときと変わっている場合もあります。

●ホルモン受容体陽性のとき

ホルモン治療では、異なる作用のホルモン治療薬に切り替えながら、効果が続く限り治療を行います。

がんに薬への耐性ができたときは、分子標的薬との併用や、抗がん薬のみの治療に切り替えて、治

再発乳がんでは、薬を替えながら治療を続ける

	【ホルモン受容体陽性】	【HER2陽性】	【トリプルネガティブ型】
❶	一次ホルモン療法 （ホルモン治療薬） ※進行している場合 一次抗がん薬	一次分子標的薬療法 （トラスツズマブや ペルツズマブ） ＋抗がん薬	一次抗がん薬療法 （抗がん薬） ＋免疫チェック ポイント阻害薬＊
効果が見られなくなったら ↓			＊PD-L1が陽性のときのみ
❷	二次ホルモン療法 （ホルモン治療薬） ※進行している場合 二次抗がん薬	二次分子標的薬療法 （T-DM1やT-DXd）	二次抗がん薬療法 （抗がん薬） ＋PARP阻害薬＊
効果が見られなくなったら ↓			＊遺伝性乳がんのときのみ
❸	三次ホルモン療法 （ホルモン治療薬） ※進行している場合 三次抗がん薬	三次分子標的薬療法 （ラパチニブ） ＋抗がん薬	三次抗がん薬療法 （抗がん薬）
薬を変えながら治療を継続 ↓			

療を継続します。

●HER2陽性のとき

基本は、分子標的薬の**抗HER2薬**を使った治療をします。

ラパチニブ（タイケルブ）は、再発・進行乳がんで、そのほかの抗HER2薬の効果が見られなくなったときに使用します。経口内服薬で、カペシタビンまたは**アロマターゼ阻害薬**と併用します。

T《ティー》－DM《ディーエム》1とT《ティー》－DXd《ディーエックスディー》、ラパチニブは、脳転移のある乳がんでも一定の効果が期待できます。

●トリプルネガティブ型のとき

基本的に、治療は抗がん薬のみで行います。

PD－L1陽性の場合は**免疫チェックポイント阻害薬**を、遺伝性乳がんでは**PARP《パープ》阻害薬**を治療に追加します。

乳がん治療は個別化が進んでいる

使用できる薬

ホルモン療法	抗がん薬	抗HER2《ハーツー》薬	免疫チェックポイント阻害薬	PARP《パープ》阻害薬	T-DXd
○	○	○			○
○	○			○	○
○	○				○
○	○			○	
○	○				
	○	○			○
	○		○	○	○
	○		○		○
	○		△	○	○
	○		△		○
	○		○	○	
	○		○		
	○		△	○	
	○		△		

※△は術前後のみ

個別化で治療が最小限になる

現在、がんの治療では「個別化医療（がんゲノム医療）」が注目されています。個別化医療は、一人ひとりの固有の遺伝子の特徴に合った治療を目指すものです。

がん細胞の遺伝子解析（ゲノム解析）の進歩で、がんの増殖の仕組みや増殖抑制の仕組みに関わる遺伝子異常などについてわかるようになってきました。

これによって、２０００年代以降、特定の分子を狙い撃つ「分子

[乳がんの性質と薬の選択]

性質

ホルモン受容体	HER2	PD-L1	BRCA
陽性	陽性	—	—
	低発現	—	陽性
			陰性
	陰性	—	陽性
			陰性
陰性	陽性	—	—
	低発現	陽性	陽性
			陰性
		陰性	陽性
			陰性
	陰性	陽性	陽性
			陰性
		陰性	陽性
			陰性

大野真司作成

標的薬」の開発も次々と進んできました。分子標的薬で行う遺伝子検査では、ひとつか、少ない数の遺伝子で済みますが、個別化医療では、患者さんのがん組織を使って、多数の遺伝子をプロファイリングする「がん遺伝子パネル検査」を行います。

現在、がん遺伝子パネル検査の実施は限られていて、検査をしても治療薬が見つからないこともあります。しかし、個別化医療が進歩すると、抗がん薬でとりあえず全部叩くといった、負担の大きい治療は変化するでしょう。

「どの薬が効くか」「副作用が出やすいどうか」までわかれば、効率よくムダのないがん治療で、再発リスクも下がることが期待されています。一方、今後の治療選択は

T-DXdのはたらき

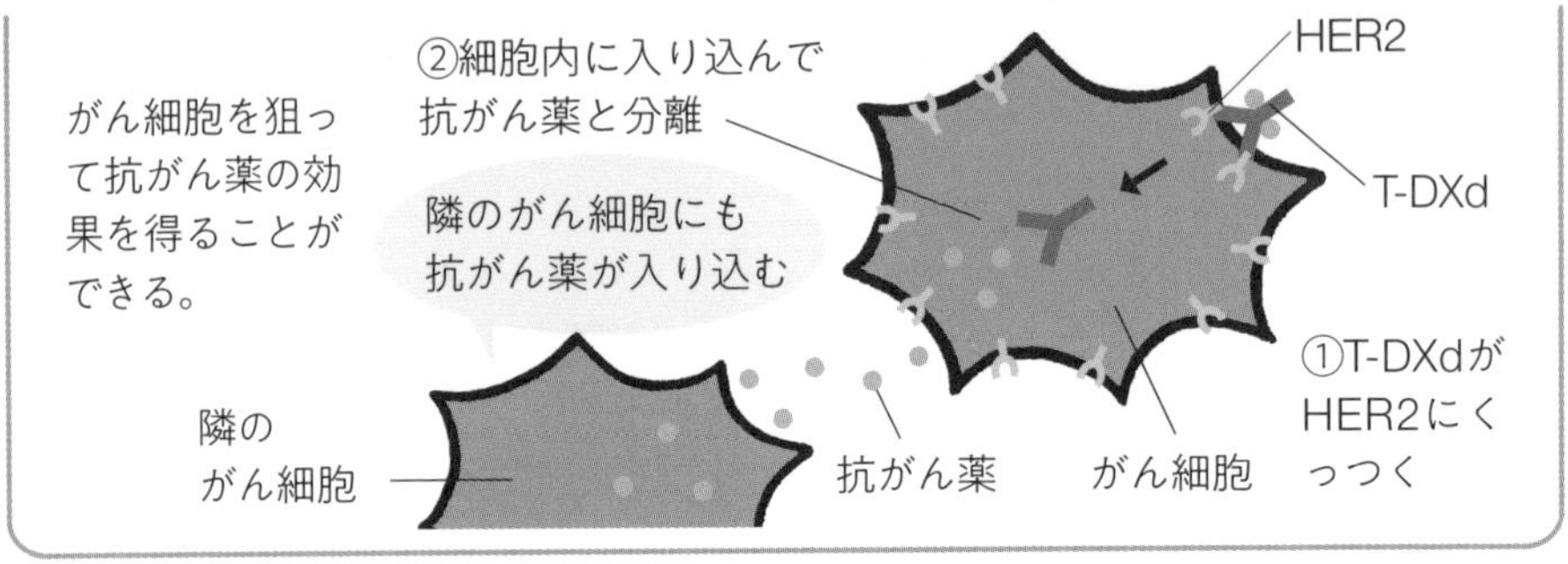

より複雑になるかもしれません。

「HER2《ハーツー》低発現」が新たに加わる

乳がんに関わる遺伝子異常の性質が明らかになるにつれ、治療法の選択肢もまた、増えています。

乳がんのＨＥＲ２たんぱくの分類は、これまで「陽性」と「陰性」に分けた治療法しか選択できませんでした。しかし近年「陽性ほど多くはないがＨＥＲ２が少しはある」という低発現の患者さんについても、使える薬が登場しました。**この「ＨＥＲ２低発現」は全体の約55％*と半数を超える患者さんに当てはまります。**

抗体薬物複合体（ＡＤＣ）の一種であるＴ《ティー》－ＤＸｄ《ディーエックスディー》は、ＨＥＲ２陽性乳がんの再発治療の二次治療薬または第三次治療薬として承認されていましたが、低発現タイプの再発乳がんに国内で初めて適応拡大されました。

今後は初発乳がんでも承認が期待されています。

抗体薬物複合体の研究が進む

Ｔ－ＤＸｄのようなＡＤＣタイプの薬の開発が進み、新しい薬が次々誕生しています。

ＡＤＣは既存の分子標的薬と抗がん薬を複数組み合わせています。それぞれの薬の長所である「標的だけに結合する抗体」「がん細胞を叩く力がある」ものを組み合わせ、新たな価値を生むようにつくられます。治療効果も期待できる一方、これまでにない副作用には、注意

＊日本乳癌学会「全国乳がん患者登録調査報告　2018年次症例」より

が必要です。

保険の適用拡大が治療の個別化を後押し

ニュースでたびたび話題になる「医療費増大」ですが、がん治療においては保険適用拡大が大いに期待されるものです。

現在、がん治療で公的医療保険の対象になるのは**標準治療**の治療と検査、そして入院費です。一方、開発中の薬や標準治療以外の薬は自費になります。

乳房再建術でも、現在保険適用されている自家組織再建や人工物再建に加えて、再生医療技術を応用した脂肪注入法（CAL《キャル》法）の適用拡大に向けた技術進歩が注目されています。

保険適用とは別に、治療と社会生活を両立させる人が増えるに伴い、人工乳房やウィッグなどのサポートグッズに助成金を設ける自治体が増えています。

今後の課題はさらなる個別化と支援の充実

今後は、再発乳がんであっても、個々の遺伝子変異に合わせた薬物療法が期待されます。同時に、手術などによる局所治療も組み合わせながら、元気に長く生きる期間をのばすことができるのではないでしょうか。

毎回患者さんと相談しながら、最善の答えを出すのが、個別化医療につながります。そのためにも、患者さんを身近で支える家族への支援は、ますます重要になってきます。

先生、教えて

Q&A

治験・臨床試験に参加したいです。

治療や検査法は、厚生労働省から承認を得る前に臨床試験を行い、データを集めるための治験を行います。主治医に参加をすすめられることもありますが、誰でもいつでも参加できるとは限りません（↓P167）。臨床試験は、医療発展に貢献できる一方、評価が定まる前の治療であることを理解して参加を決めましょう。また、辞めたいときは遠慮なく申し出ます。

乳がん手術後の生活に役立つ

情報ファイル

※情報は 2023 年 9 月現在のものです。

乳がんの基本情報

●日本乳癌学会

乳がんを研究し、診療や治療の発展を目指す学会。医療者向け・患者さん向けのガイドラインを作成し、ウェブサイトでも公開している。

HP https://www.jbcs.gr.jp

●がん研究会

がん研究を行う機関。「がんに関する情報」では、診断や治療、療養生活についてなど、がん関するあらゆる情報が掲載されている。

HP https://www.jfcr.or.jp

▶がんに関する情報　https://www.jfcr.or.jp/hospital/cancer/

がん研究会

●国立がん研究センター

がん研究会と並んで、がん研究を行う機関。運営サイト「がん情報サービス」では治療や副作用への対処法、がんと仕事の両立についてなど、あらゆる情報がまとめられている。

HP https://www.ncc.go.jp/jp/index.html

▶がん情報サービス　https://ganjoho.jp/public/index.html

国立がん研究センター

●日本対がん協会

がん検診・正しい知識の普及やがん患者さん・家族の支援などを行う。「がん相談ホットライン」では、誰でも無料で、看護師と社会福祉士にがんについて相談できる。

HP https://www.jcancer.jp

▶がん相談ホットライン　TEL 03-3541-7830

（予約不要　年末年始を除く毎日 10 時～ 13 時、15 時～ 18 時）

●リンパ浮腫《ふしゅ》ネットワークジャパン（リンネット）

リンパ浮腫の患者支援と治療環境の改善を目指す患者団体。ホームページからリンパ浮腫の診断や治療法などリンパ浮腫に関する情報を閲覧できる。リンパ浮腫のセミナーや交流会などイベントも開催している。

HP https://lymnet.jp

●キャンサーネットジャパン

患者さん本人の意思にもとづいた治療選択を手助けするため、科学的根拠のある情報を発信する団体。「乳がん体験者コーディネーター（BEC）」の認定なども行う。

HP https://www.cancernet.jp

●日本がん・生殖医療学会

がん治療と妊娠する力（妊孕《にんよう》性）の温存について研究する学会。治療別に妊孕性の温存方法などを参照できる。

HP https://www.j-sfp.org

●緩和ケア.net

日本緩和医療学会が運営するサイト。緩和ケアの普及を目的としていて、緩和ケアの受け方や治療費など、あらゆる情報が載っている。

HP https://www.kanwacare.net

●ホープツリー

親ががんになった子どもや家族を支援する団体。がんについて子どもに話すときのポイントなどを紹介している。

HP http://hope-tree.jp

●臨床研究情報ポータルサイト

国立保健医療科学院が運営するサイト。国内の臨床試験に関する情報を検索できる。

HP https://rctportal.niph.go.jp

相談先一覧

●がん相談支援センター

誰でも無料、匿名で利用できる相談窓口。厚生労働省が指定した全国のがん診療連携拠点病院や小児がん拠点病院、地域がん診療病院に設置されている。

▶がん診療連携拠点病院などを探すとき
https://hospdb.ganjoho.jp/kyoten/kyotensearch ➡

●日本性科学会

研究や診療によって性の健康推進を目指す団体。セックスに関する悩みを専門のセラピストに相談することができる。

HP https://sexology.jp

患者会・SNSなどのコミュニティ

●日本乳がんピンクリボン運動（J.POSH®）

乳がん検診や乳がんの正しい知識の普及を目的とした団体。ホームページからは、患者会やピンクリボン団体、インターネット患者会や「ピンクリボン温泉ネットワーク」などを参照できる。

HP https://www.j-posh.com

▶全国の乳がん患者会　https://www.j-posh.com/cancer/patient/

J.POSH®

● ABCエピソードバンク

治療や治療中の生活についてなど、患者さんが体験談を閲覧・投稿できるサイト。投稿された内容は、医学研究・教育にも役立てられる。

HP https://abc.episodebank.com/

● tomosnote（トモスノート）

がん患者さんが体験談や質問を投稿できるサイト。がんの種類や治療経過、悩みなどジャンル別でコミュニティがあり、コメントに返信することでコミュニケーションをとることができる。

HP https://www.tomosnote.com

●レディルナガーデン

手術後のファッションや料理、セックスなどについて掲載するサイト。「美容院一覧」からウィッグのカットに対応する美容院を検索できる。

HP https://ladylunagarden.eisai.jp

▶美容院一覧　https://ladylunagarden.eisai.jp/beauty/salons/

レディルナ
ガーデン

アピアランスに関する情報

●資生堂　ライフクオリティー　メイクアップ

化粧品メーカー資生堂が運営する事業で、肌の深い悩み専用の商品を開発・販売する。ホームページではカウンセリングも受けつけている。

HP https://corp.shiseido.com/slqm/jp/

●日本乳房オンコプラスティックサージャリー学会

乳房手術の技術発展と普及を目指す学会。ホームページにある「実施施設認定」から、人工物再建を行っている全国の病院を参照できる。

HP http://jopbs.umin.jp

がんと仕事についての情報

●治療と仕事の両立支援ナビ

厚生労働省が運営するサイト。利用できる支援制度や相談できる支援機関などを参照できる。

HP https://chiryoutoshigoto.mhlw.go.jp

●CSRプロジェクト

がん患者さんの就労についての調査や就職支援をする団体。治療と仕事の両立について話し合うイベントや電話相談（→P128）を行う。「WorkCAN'sエピソードバンク」では、治療と仕事についての体験談を共有できる。

HP https://workingsurvivors.org

▶ WorkCAN'sエピソードバンク　https://workcans.episodebank.com

CSR
プロジェクト

や

ら

ま

な

は

た

さ

さくいん

あ

か

監修
相良病院 院長
がん研有明病院 顧問（元副院長／乳腺センター長）
大野真司（おおの・しんじ）

1958年福岡県生まれ。1984年に九州大学医学部を卒業。米国テキサス大学の臨床腫瘍学研究員、九州大学病院の講師を経て、2000年から国立大学病院九州がんセンターで乳腺科へ。2015年4月より、がん研究会有明病院乳腺センター長、2018年から副院長。乳がんの手術数が年間1200件以上と日本最多の同センターのリーダーとして、乳がんをはじめとする乳腺のさまざまな病気の診断と治療に当たる。そのほか、妊孕《にんよう》性温存や若年性乳がん患者さんへの支援、早期発見のための啓発運動、認定NPO法人「ハッピーマンマ」代表理事、認定NPO法人「乳房健康研究会」理事長を務めるなどピンクリボン運動にも尽力。乳がん治療はもちろん、患者さんの生活や心、患者さんの家族も支援する乳がん治療の“スペシャリスト”。2017年にはドキュメンタリー番組「情熱大陸」（MBS製作著作/TBS系全国ネット）に出演。2023年第31回日本乳癌学会学術総会の会長も務めた。2023年９月、鹿児島県の相良病院院長に就任。患者さんとのコミュニケーションを重視して、治療の個別化・負担の軽減に努め、乳がんでの死亡率０％を目指している。監修書に『NHK ここが聞きたい! 名医にQ乳がんのベストアンサー』（主婦と生活社）、編集書には『トリプルネガティブ乳癌Q&A』（医歯薬出版）、『外科医が修得すべき乳がん手術』（メジカルビュー社）、『明日から役立つ乳がんチーム医療ガイド』（金原出版）などがある。

スタッフ
カバーデザイン　斉藤よしのぶ
本文デザイン　工藤亜矢子（OKAPPA DESIGN）
イラスト　楠木雪野
校正　遠藤三葉
編集協力　オフィス201、田原朋子

取材協力（敬称略）
岩澤玉青、桜井なおみ、山崎多賀子

参考文献
『乳癌診療ガイドライン１治療編 2022年版』（金原出版）日本乳癌学会・編
『乳癌診療ガイドライン２疫学・診断編 2022年版』（金原出版）日本乳癌学会・編
『患者さんのための乳がん診療ガイドライン 2023年版』（金原出版）日本乳癌学会・編
『国立がん研究センターの乳がんの本』（小学館）国立がん研究センター
『最新 乳がん治療』（主婦と生活社）福田護・監修
『リンパ浮腫 保存療法から外科治療まで』（主婦の友社）廣田彰男ほか・監修
『リンパ浮腫のことがよくわかる本』（講談社）宇津木久仁子・監修
『これからの乳房再建BOOK』（主婦の友社）岩平佳子・著

※本書の情報は、2023年9月時点のものです。

乳がん
「手術後」の不安をなくす
新しい生活術

監修者　大野真司
編集人　新井晋
発行人　殿塚郁夫
発行所　株式会社主婦と生活社
〒104-8357　東京都中央区京橋3-5-7
TEL 03-5579-9611（編集部）
TEL 03-3563-5121（販売部）
TEL 03-3563-5125（生産部）
https://www.shufu.co.jp/
製版所　東京カラーフォト・プロセス株式会社
印刷所　大日本印刷株式会社
製本所　共同製本株式会社

ISBN978-4-391-15972-1